Special LECTURE Series

背骨コンディショニング スペシャリスト教本

生涯スポーツトレーナー 技術編

公益財団法人日本健康スポーツ連盟公認
プロフェッショナル生涯スポーツトレーナー
背骨コンディショニング創始者

日野秀彦

0歳から100歳まで動ける身体をつくる

学校法人 国際学園
九州医療スポーツ専門学校

Original Message

日野秀彦

背骨コンディショニング®とは

　現代医学で、背骨の歪み（ズレ）に対して体にどういう症状が起きるかという理論はほぼありません。これに対して背骨コンディショニングでは、理論立てし実践値でさまざまな体の不具合を解消しています。なぜ可能なのでしょうか？

1、仙腸関節可動理論

　現代医学では背骨、特に仙骨は数ミリ程度しか動かないといわれてきました。これに対し背骨コンディショニングでは、仙骨が数センチ単位で動くことを発見しました。

2、神経牽引理論

　現代医学では神経がヘルニアなどで圧迫されると症状が出るとしています。背骨コンディショニングでは圧迫して症状がでるなら牽引されても症状が出ることに着目し、また、脊髄神経に関してはよほどの圧迫でなければ症状は出ず、牽引された神経の方に症状が出て**神経の伝導異常**が起きることを発見しました。さらに神経の伝導異常は痛みや痺れ・鈍麻を引き起こしたり、その先にある器官、臓器に、拘縮・滑液異常・症状を起こすことも発見したのです。

3、現代医学では症状の出た箇所を調べますが、その箇所の神経の出処の背骨は検査しません。

　背骨コンディショニングでは背骨の歪みによる神経の伝導異常が起こり、その先の器官、臓器の機能・治癒力低下、が起こると考えます。また、とくに上半身と下半身を繋ぐ、唯一無二の骨である仙骨が後方に（しか変位しない、あとは斜転）変位すれば、上半身は**代償姿勢**を取らざるをえなくなり、肩関節の内旋を引き起こし、腕神経叢・指の神経の牽引・頭蓋骨の前方への重心を支える為に頚椎の1及び2番が後方に変位し（これも代償）、ここに位置する脳神経も牽引され、これらの神経支配する器官に症状がでるのも発見しました。

　そしてこの頭蓋骨を支えようとしてまた仙骨が後方に変位するという悪循環になります。そのため腰痛だからといっては腰だけ手術したり施術しても治らないのです。

　以上の状況からも、現代医学では、背骨の歪み（ずれ）に対して体にどういう症状が起きるかという理論は確立されていないのです。また、ずれている骨を負担をかけずに元に戻すことができていない事が多いです。

　それに対して背骨コンディショニングでは、骨がずれて固まっている（メカニズムはわかりませんが、ずれのある骨の靭帯は硬くなります）ところに対して、背骨コンディショニングの3要素である、①「ROM運動®」や②ずれている背骨を矯正する（セルフ・パーソナル）③二度とずれないために筋力を向上させる。ということを行い解決を図ります。

①ゆるめる
②ずれている**背骨を矯正する**
③二度とずれないために**筋力を向上**させる

　なぜ骨がずれるか？理由は自分の体重や日常生活の動作や運動に耐えうる筋力がないのです。これ以外の理由はありません。

では筋力をあげれば解消できるのかというと、強度・頻度・種目において効果の出せるプログラムを処方できてないことがあまりにも多いのです。

背骨コンディショニングでは実践値において必ず効果の出る筋トレのみ採用しています。

病気や体の不具合、さまざまな症状には
①薬で治すもの
②手術で治すもの
③運動で治すもの

と大きく3つに分けられますが、背骨コンディショニングで治る症状は③の運動にあたります。

「どの方法で治すのか」の判断を誤ると、治るものも決して治りません。それぞれの中でも効果のないことをいくらやっても効果はありません。効果のない運動をいくら行っても効果はなく、負担にしかなりません。

その状況は国家レベルの膨大な医療費の高騰につながり、必要な医療財源を圧迫していることにもなるのです。

背骨コンディショニングではこれらを解消すべく、理念でもあります新たな医療理論より導かれた運動と背骨矯正により、「背骨コンディショニング 」を世界に拡げ、今までの医療理論では不治・難病・治りづらかった症状で苦しむ人々に心身の真のいやしと平安が訪れるようにします。

私たちは特化したプログラムと知識と経験と実践に富む指導力です。これを携え、自分を愛するように隣の人、とくに、先ず弱きを覚えている人の気持ちになる真の愛を持つ指導者を多く輩出することにより世界に貢献し、医療の革命を推進します。

そしてエビデンスに基づき30万人以上の体の不具合を解消した（2017年現在） 新しい医療理論で「運動・背骨矯正」で体操と矯正を広めることにより

● 新しい医療理論を広める
● 「薬」「手術」「運動・背骨矯正」で治す病・症状の線引きの確立をする
● 不治・難病・治りづらかった症状を根絶し医療費の削減を達成する

を達成すべく、これを学ぶ方への指針としてこの教本を世に出すこととしました。

今回、序章では食により体内に入る栄養素の代謝経路であるTCAサイクルの解説をし余剰なエネルギーが体に与える影響について述べています。実際の講義の中で有酸素運動の運動強度、頻度と実際の効果を習います。これに自分の基礎代謝、生活活動代謝から導き出した普段の食事の食品群と点数を守ることで脳・心臓の血管系の症状が改善され、結果的に医療費の削減につながります。

スペシャリストでの矯正の方法に合わせ解剖学はその部位や細かなパーツに焦点を充てて掲載しました。

フリーウエイト、HINO Method トレーニング、を充実させました。

指導者自身の鍛錬に役立つと共に指導の幅が広がることでしょう。

「ROM運動®」(5566933号)、「神経ストレッチ®」(5566935号)、「仙骨枕®」(5904805号)は一般社団法人「背骨コンディショニング協会®」の登録商標です。

一般社団法人
背骨コンディショニング協会®
https://www.sebone-c.org/

背骨コンディショニング スペシャリスト教本

目次

Original Message··2

序章　背骨コンディショニング®理論編

基礎理論···12
　背骨コンディショニング®の3要素··12
　仙腸関節可動理論··13
　神経牽引論··13
　手術危険度··15
　背骨の歪みと病の関係··16
　フィットネス基礎理論···17
　トレーニングの3原理··17
　5つのトレーニングの原則···17
　超回復···18
　筋収縮···19
　ストレッチ··19
　伸張反射··19
　筋線維··19
　最大筋力··20
　トレーニング・サイクル···20
　背骨コンディショニングにおけるトレーニングの目的···········20
　中・長期筋トレプログラム···21
食品の栄養素···22
　三大栄養素··22
　糖質··22
　タンパク質··23
　脂質··24

解糖系と糖新生……………………………………………24
　　TCA回路（クエン酸回路）………………………………26
　　電子伝達系…………………………………………………27
　　脂質異常症…………………………………………………28
　　動脈硬化……………………………………………………28
　参考資料　関係法規を知ろう…………………………………29
　　国家資格と民間資格の違いを知る………………………29
　　医業（医行為）の定義……………………………………29
　　医療従事者とは……………………………………………30
　　「医業」と「医業類似行為」………………………………30
　　あきは法とは………………………………………………31
　　広告の規制…………………………………………………33

第1章　解剖学

　主な骨と関節……………………………………………………36
　　頭蓋骨・顎関節・蝶形骨…………………………………36
　　顎関節症とは………………………………………………37
　　肩甲部の骨と関節・胸肋関節……………………………38
　　肘関節………………………………………………………39
　　手指の骨と手指の関節……………………………………40
　　股関節と仙腸関節・基靭帯………………………………41
　　膝関節………………………………………………………42
　　足の骨と関節………………………………………………43
　筋肉の起始・停止
　　胸鎖乳突筋・前斜角筋・咬筋・側頭筋…………………44
　　外側翼突筋・内側翼突筋・大胸筋・広背筋……………45
　　三角筋・棘上筋・棘下筋・小円筋………………………46

僧帽筋・菱形筋(小・大)・上腕二頭筋・上腕三頭筋…………47
上腕筋・腕橈骨筋・多裂筋・胸最長筋………………48
腸骨筋・大腰筋・小腰筋・大腿方形筋………………49
大殿筋・中殿筋・小殿筋・梨状筋……………………50
大腿二頭筋・半膜様筋・半腱様筋・大腿筋膜張筋…………51
大腿直筋・外側広筋・腓腹筋・ヒラメ筋……………52

第2章　矯正

股関節〈横臥位〉……………………………………54
膝関節…………………………………………………55
足関節〈舟状骨〉……………………………………56
足関節〈立方骨〉……………………………………57
足関節〈全体〉………………………………………58
外反母趾………………………………………………59
内反小趾………………………………………………60
肩鎖関節………………………………………………61
肩甲上腕関節…………………………………………62
烏口突起・円錐靭帯・菱形靭帯……………………63
胸鎖関節………………………………………………64
胸肋関節………………………………………………65
肘関節〈腕橈関節〉…………………………………66
肘関節〈腕尺関節〉…………………………………67
手関節…………………………………………………68
指関節…………………………………………………69
顎関節…………………………………………………70
蝶形骨…………………………………………………71
頭蓋骨…………………………………………………72

頚椎……………………………………………………73

第3章　フリーウェイト

- ベンチプレス……………………………………………76
- インクラインベンチプレス……………………………80
- デクラインベンチプレス………………………………81
- ダンベルプレス…………………………………………82
- インクラインダンベルプレス…………………………83
- デクラインダンベルプレス……………………………84
- ダンベルフライ…………………………………………85
- インクラインダンベルフライ…………………………86
- デクラインダンベルフライ……………………………87
- ベントオーバーローイング……………………………88
- ベントオーバーハイエルボーローイン………………90
- DYローイング…………………………………………92
- ワンハンドローイング…………………………………94
- ワンハンドハイエルボーローイング…………………95
- Tバーローイング………………………………………96
- シュラッグ………………………………………………97
- プルオーバー……………………………………………102
- スクワット………………………………………………104
- フロントスクワット……………………………………108
- ブルガリアンスクワット………………………………109
- ランジ……………………………………………………110
- バックランジ……………………………………………112
- フロントランジ…………………………………………113
- サイドランジ……………………………………………114

ランジウォーク	115
デッドリフト	116
ルーマニアンデッドリフト	120
スティッフレッグドデッドリフト	121
グッドモーニング	122
スタンディング・カーフレイズ	123
シーテッド・カーフレイズ	124
ショルダープレス	125
バックプレス	127
フロントプレス	128
アーノルドプレス	130
アップライトローイング	132
サイドレイズ	134
インクラインサイドレイズ	135
フロントレイズ	136
インクラインフロントレイズ	137
リアライズ	138
アームカール	139
インクラインアームカール	141
スパイダーカール	142
プリチャーカール	143
ハンマーカール	144
リバースカール	145
コンセントレーションカール	147
フレンチプレス	148
ワンハンド	150
ライイングトライセス・エクステンション	151
キックバック	153

リストローラー……………………………………………154
リストカール………………………………………………155
リバースリストカール……………………………………156

第4章　HINO Method トレーニング

ライオンプッシュアップ…………………………………158
シングルスクワット………………………………………159
シングルスクワット〈ベンチ〉…………………………160
ツイスティングプッシュアップ…………………………161
プッシュアップ・ナロウ…………………………………162
プッシュアップ・ナロウ〈指後ろ〉……………………163
プッシュアップ・ナロウ〈指前後〉……………………164
ジャンピングプッシュアップ……………………………165
レッグレイズ・ツイスティング…………………………166
2組レッグレイズ・ツイスティング……………………167
コサックスクワット………………………………………168
上体そらしジャンプ………………………………………169
2人組逆立ちプッシュアップ……………………………170
手押し車ベンチ登り下り…………………………………171
2人組ネックカール………………………………………172
2人組ネックエクステンション…………………………173
2人組ネックラテラルエクステンション………………174
タオルワンハンドローイング……………………………175
4人組シャフトV字………………………………………176
4人組ツイスティングシャフトV字……………………177
BOXジャンプ……………………………………………178
BOXジャンプ〈交差〉…………………………………179

シーザージャンプ……………………………………………180
シーザージャンプ〈足交差〉………………………………181

第5章　ストレッチ

腹直筋／腹斜筋………………………………………………184
股関節内転筋群／股関節外転筋群…………………………185
大殿筋・梨状筋／腸腰筋・大腿四頭筋・ハムストリングス…186
ハムストリングス／大腿四頭筋……………………………187
腸腰筋・大腿四頭筋／坐骨神経ストレッチ………………188
大腿筋膜張筋／腰背部………………………………………189
腰背部〈ねじり〉／上背部…………………………………190
大胸筋／上腕二頭筋…………………………………………191
上腕三頭筋Ⅰ／上腕三頭筋Ⅱ………………………………192
首〈後ろ〉／首〈前〉………………………………………193
首〈横〉／僧帽筋……………………………………………194
三角筋／棘下筋………………………………………………195
三角筋・棘下筋／手関節・手指屈筋群……………………196
手関節・手指伸筋群／腕橈骨筋・橈屈筋群………………197
腓腹筋／ヒラメ筋……………………………………………198
腸脛靭帯………………………………………………………199

制作スタッフ

モデル	堀川ゆき（ヨガインストラクター・理学療法士・慶応義塾大学 大学院健康マネジメント修士取得）
撮影	平塚修二
デザイン	野村幸布
CG制作	3D人体動画制作センター
イラスト	青木宣人
編集協力	石田昭二（日本メディア）

序章 背骨コンディショニング®理論編

序章 基礎理論

背骨コンディショニング®の3要素

1、ゆるめる

「ROM運動®」関節の可動域を広げる、神経や組織をゆるめます。
「神経ストレッチ®」神経を意識して伸ばすことで神経の伝導を改善します。

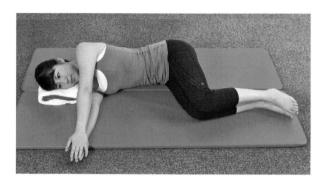

2、矯正する

背骨や関節のゆがみを正しい位置に戻します。

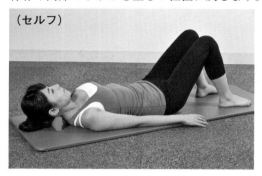
（セルフ）

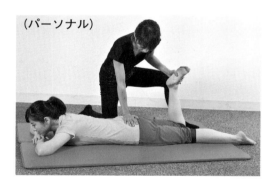
（パーソナル）

3、筋力向上

骨格がゆがまないように筋力で安定させます。

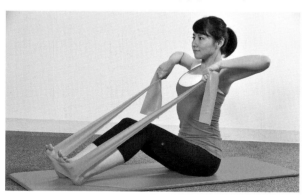

仙腸関節可動理論

仙腸関節は不動もしくは数ミリしか動かないといわれていますが、背骨コンディショニングの運動や矯正で数センチ動くことが確認されています（**仙腸関節可動理論**）。左右に斜転する（傾く）か腸骨と耳状面の角度より仙腸関節は後方変位します。この場合、腰椎の前弯が少なくなり、その分、上半身を前方に傾け、背中を丸くしてバランスをとるという代償姿勢をとることとなります。

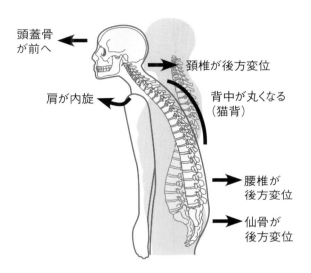

神経牽引理論

背骨が歪むと神経は引っ張られて症状が出ます。現代医学では。神経は圧迫（押しつぶされること）によって何らかの症状が出るといわれています。これを「神経圧迫説」と呼びます。背骨コンディショニングでは、神経が引っ張られて伝導異常を起こすので**「神経牽引理論」**と呼んでいます。

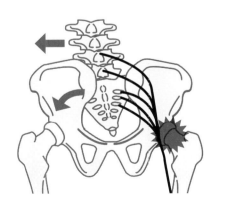

左図の場合、左に仙骨が傾き、右側の神経が引っ張られ、右側の腰から足先まで部分的か全体的に症状が出ます。

1、神経の伝導異常とは

　体に何らかの症状が出ている時、神経は固く縮こまった状態になっています。この状態では正常に働かなくなるのではないかと推測されます。そのことを背骨コンディショニングでは「**神経の伝導異常**」と呼んでいます。伝導異常で引き起こされる症状には、神経の痛み、感覚異常・麻痺・鈍麻、しびれ・筋肉のこり・張り・関節の滑液異常・血管やリンパ管の収縮による、血行不良や浮腫み・内臓の萎縮（固くなる）・臓器の治癒力の低下などが挙げられます。背骨コンディショニングは、神経の伝導異常を起こす程ズレている骨を正しい位置に戻し、本来の治癒力を取り戻しさまざまな症状を改善することを目指します。

2、背骨の歪みと神経牽引の関係

背骨の歪み	牽引される側 (症状が出る側)	備考
右変位	左側	
左変位	右側	
右捻転	右側	
左捻転	左側	
右斜転	－	通常は、仙骨が右斜転の場合⇒腰椎が右変位→左側に症状が出る
左斜転	－	通常は、仙骨が左斜転の場合⇒腰椎が左変位→右側に症状が出る
前方変位	－	
後方変位	両側	

3、脊柱管狭窄症と腰椎すべり症

①脊柱管狭窄症

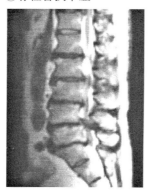

②第4腰椎すべり症

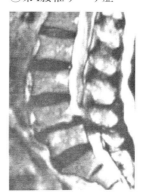

　上記の写真①は脊柱管狭窄症と診断された方のものですが、仙骨が後方に変位した為にその上の腰椎の前弯が少なくなり、狭窄している状態になっているだけではないでしょうか？。仙骨が矯正され前弯が形成されれば、狭窄症という診断はつかないでしょう。

　写真②は第4腰椎すべり症と診断された方の写真も仙骨が後方に変位して、仙骨と腰椎の5番が一緒に後方に変位して4番と5番の間がすべってるという診断がされているだけではないでしょうか？。背骨コンディショニングで仙骨の後方変位を矯正し直ぐに診察を受けてもらうと、これらの診断がつかなくなる例が多くあります。それでも仙骨を無視して腰椎、脊柱管のみの手術をすることには疑問を感じます。

手術危険度

椎間板ヘルニア（28,000人の術後患者を対象にした調査）〜『腰痛は怒りである』長谷川淳史著からのデータを抜粋

死亡	0.6%	168人
感染症	0.3%	84人
神経学的合併症	0.3%	84人

脊柱固定術	%	椎弓切除術	%
死亡	0.2	死亡	0.32
固定不良	7.3	合併症	10〜15
骨採取部位の疼痛	10.8	硬膜損傷	0.32
深部感染症	1.5	深部感染症	5.91
表層部感染症	1.6	表層部感染症	2.3
深部静脈血栓症・血栓性静脈炎	3.7	深部静脈血栓症	2.7
肺塞栓症	2.2		
神経損傷	2.8		
骨移植部の突出	2.0		

※カイロプラクティックによる合併症の頻度は、0.001％以下。

　上記の表のように、これらの腰部に対する手術で最悪は死亡する場合がありますし、重大な後遺症を引き起こすこともあります。またこの作者によると、手術の中でも効果が高いといわれているラブ法と保存療法を追跡調査をしたところ、1年後の改善率は手術群で90％、保存療法で61％だったものの4年後、10年後では両群に差は認められなかった。とのことです。

　つまり、死ぬかもしれない手術をした方と手術しなかった方も結果は同じということです。

　脊骨コンディショニングでは、3要素：「ゆるめる」、「矯正する」、「筋力の向上」を実践している方は改善率97.6％で再発もしません。

背骨の歪みと病の関係

●背骨と神経（主要なもの）

椎骨	主に関係する神経	関連する器官・部位	代表的な症状
C1〜2	※Ⅱ〜Ⅻ脳神経（下記参照）	目、涙腺、舌、喉など目から腸までのあらゆる内臓器官	目の疲れ、ドライアイ、味覚異常、唾液分泌異常、血圧の異常、不整脈、不眠、自律神経失調症、メニエール病、めまい、耳鳴り、難聴、片頭痛、顔面神経痛、肩こり、親指・人差し指のしびれ、不眠、顎関節症、歯痛、甲状腺異常、三叉神経痛、首の筋肉のこり・痛み、てんかん
C1〜3	正中神経	首、肩、腕、親指・人差し指	
C4〜6	橈骨神経	首、肩、腕、中指	肩こり、腱鞘炎、中指のしびれ
C7・T1〜3	尺骨神経	首、肩、腕、小指・薬指	多汗症、小指・薬指のしびれ、鎖骨の痛み、自律神経失調症、呼吸障害
T3〜5	肋間神経	胴体、内臓	肋間神経痛、喘息、アトピー、乳がん、肺気腫、肺がん、（左）期外性収縮、弁膜症、狭心症、不整脈
T1〜4	胸心臓神経		
T6〜8	肋間神経	胴体、内臓	（右）肝機能障害、胆嚢障害、（左）胃、十二指腸、膵臓の障害、糖尿病
T5〜9	大内臓神経		
T9〜12	肋間神経	胴体、内臓	腎臓・副腎・脾臓障害、血小板・白血球造血不良、小腸障害、輸尿管障害
T10〜12	小内臓神経		
L1〜3	大腿神経、伏在神経、閉鎖神経	大腿部前面、股開節、膝	大腿前部の張り、腰背部の鈍痛、鼠径部・膝の痛み
L4・5 S1〜3	坐骨神経、脛骨神経、総腓骨神経、上殿神経、下殿神経	腰部、殿部、骨盤、下肢全体	腰痛、坐骨神経痛、仙腸関節痛、排尿排泄障害、大腸・直腸障害、便秘、婦人科系疾患、前立腺の障害、静脈瘤、足がつる・しびれる、膀胱炎
S2〜5	骨盤内臓神経、陰部神経		
CO.	尾骨神経	尾骨部	尾てい骨痛

※Ⅱ〜Ⅻ脳神経とは：視神経、動眼神経、滑車神経、三叉神経、外転神経、顔面神経、内耳神経、舌咽神経、迷走神経、副神経、舌下神経
＊解剖学と実際に矯正する箇所で相違があるところがあります。

序章 フィットネス基礎理論

ルーの法則　『ヒトの器官や機能は適度に使えば発達し、使わなければ退化・萎縮し、過度に使えば障害を起こす』ルーという学者が提唱したこの法則がトレーニングの基本となる考え方です。

トレーニングの3原理
ルーの法則をより発展させたものが以下の3つの原理です。

1　オーバーロード（過負荷）の原理
トレーニングの効果を出す為にはある一定以上の負荷で運動しなければ効果が現れないという法則です。また、いつも同じ負荷でトレーニングを行うと、体が負荷に慣れてしまいトレーニング効果はいわゆる頭打ち状態になります。楽な負荷やいつも同じ刺激を続けると効果は無いということです。

2　特異性の原理
トレーニングの種類によって効果は特異的に現れます。競技種目でいうと、重量挙げの記録を伸ばしたいとしたら、有酸素運動をどんなに行っても記録は伸びません。競技特性や目的を考えた上で、運動中のエネルギーの使われ方や筋肉をどのような動作で鍛えるのかを考えなければトレーニング効果は望めないということです。

3　可逆性の原理
トレーニングを行って効果が出てもずっと続くものではなく、トレーニングを止めてしまうと、体はもとに戻ってしまいます。

運動負荷に応じて可逆的にトレーニング継続中は維持されます。またトレーニングの期間が長ければ戻る期間は遅く、トレーニング期間が短ければ早くなります。

5つのトレーニング原則

1　意識性の原則
トレーニングの内容・目的を明確にし、よく理解し、意識して取り組むことが重要です。また「どの筋肉を使ってトレーニングしているのか」を意識すると効果的になります。

背骨コンディショニングであれば、今出ている症状があればそれを改善することに、症状が無ければコンディションの維持に意識を集中します。

2　全面性の原則
筋力、持久力、瞬発力、敏捷性、平行性、柔軟性などの体力要素をバランスよく高めることです。筋力トレーニングについていえば、全身の筋をバランスよく鍛えることです。

背骨コンディショニングでは、大筋群と多くの筋肉が参加する種目を優先します。

3　個別性の原則
トレーニングの実施内容を個人にあった内容で決めるようにします。これは安全で効果を得る為に必要なことです。集団プログラムの中でも個人の性別、健康、体力、性格、運動の嗜好、運動履歴など個人の特質を考慮して行わなければなりません。

背骨コンディショニングでは、さらに症状別のプログラムを考慮して行います。

4　漸進性の原則

運動を安全に行うためには、トレーニングの量や強度、種目の難易度は、段階的に増やしていくかまたはレベルアップさせていくことが重要です。これが漸進性の原則です。また、いつまでも同じ強度の繰り返しではそれ以上の向上は望めません。定期的なプログラムの再検討が重要になります。

背骨コンディショニングの筋トレでは、2ヵ月毎に強度や秒数を変えて行います。

5　反復性・周期性の原則

運動プログラムは、1回で効果が得られるという即効性のものではありません。運動効果は、ある程度の期間、規則的に適度な頻度で繰り返し行うことによって得られるものです。

背骨コンディショニングでは100歩先を見て1歩先のメニューを示します。

超回復

最大挙上重量の50％以上で筋トレを行うと筋肉の繊維＝ミオシン・アクチンフィラメントが破壊され、休養を取っている間に破壊前の状態に回復し筋力が高まるといわれています。これを「超回復」と呼びます。したがって、トレーニング効果をあげていくには、次回のトレーニングをこの超回復を起こした時点をとらえて行います。もし回復していない時点でトレーニングを行うと、破壊され続け筋断裂などを引き起こす可能性もありますし、筋力は低下していきます。

この回復時間は筋肉によって変わります。オールアウトしてからの回復時間では、大きな筋群の大殿筋や脊柱起立筋では100時間ほど、前腕筋群、下肢の筋群、腹直筋では24時間、他では50時間程度といわれています。これに合わせて筋トレのメニューを組み立てます。また、週1回のトレーニングではちょうど元の水準に戻るタイミングとなり、現在の筋力を維持できるといわれています。

筋収縮

- 等尺性筋収縮（アイソメトリクス・コントラクション）
  筋肉が長さを変えずに力を発揮する様式の収縮。関節の角度を一定に保ったまま重りを支える状態。

- 短縮性筋収縮（コンセントリック・コントラクション）
  筋肉が縮む過程（ポジティブ）

- 伸張性筋収縮（エキセントリック・コントラクション）
  筋肉が伸びる過程（ネガティブ）

ストレッチ

- スタティック（静的）ストレッチ
  筋を伸張した状態で止めて30秒ほど保持する。

- ダイナミック（動的）ストレッチ
  伸張したい筋の拮抗筋を収縮させることにより、対象の筋を弛緩させる。

- バリスティック（動的）ストレッチ
  反動をつけて筋を伸張させる。ダイナミックストレッチの一種。

- PNFストレッチ（Proprioceptive Neuromuscular Facilitation　固有受容性神経筋促通法）
  体の至るところにある感覚受容器が刺激を受けることで神経や筋の反応を促進、機能を向上させる。

伸張反射

筋肉の内部には、筋紡錘という伸縮状態を感知する受容器がある。筋肉の長さに反応し、筋肉の損傷が危ぶまれるほど大きく伸張されると、脊髄に刺激を送って筋を短縮させるという保護作用が発生します。この伸張反射は、特に速いスピードで筋肉が引き伸ばされようとすると容易に起こります。

筋線維

収縮形式により遅筋線維と速筋線維に分けられます。

- 遅筋線維　ST（Slow Twitch Fiber）
  収縮が遅く疲労し難い。別名、赤筋。

- 速筋線維　FT（Fast Twitch Fiber）
  収縮が早く疲労し易い。別名、白筋。

代謝特性により3種類に分類されます。

- SO（Slow Oxdatine Fiber）
  遅筋線維で収縮速度が遅く、持久力に優れています。エネルギー源は、主に有酸素機構。

- FG（Fast-Grycolytic Fiber）
  速筋線維で収縮速度が速く、発揮する張力も大きいが、疲労し易い。エネルギー源は、主に非乳酸性、乳酸性機構。

- FOG（Fast Oxdatine Grycolytic Fiber）
  FG線維とSO線維の両方の特性を持っている。収縮速度も速く、持久力もある。

最大筋力

1回しか繰り返すことができない重量のことです。筋力トレーニングで、10回しか繰り返すことができないような負荷をかける時には速筋線維が動員されるのでこうしたトレーニングは、以下の2つの効果が期待できます。

1　骨が歪まないように支える筋力をつける
2　神経の伝導異常を改善させる

最大拳上重量の目安

%RM	100%	95%	93%	90%	87%	85%	80%	77%	75%	70%	67%	65%	60%	60%以下
反復回数	1回	2回	3回	4回	5回	6回	8回	9回	10回	12回	15回	18回	20回	20回以上

[補足]
・仙骨が後方に変位する運動
　特に殿筋が低下している人の場合は、腹圧がかかると仙骨や腰椎が後方に変位しやすくなります。例えば、仰向けで両足を伸展するレッグレイズやこの形で上半身を起こすVシットアップなど、行っていて腰に痛みが出る場合は中止をしてください。

トレーニング・サイクル

疾病の改善や健康づくりのための運動プログラム作成に関しては、特別に「運動処方」という言い方をします。それをふまえ背骨コンディショニングでも「運動処方」と言っております。

検査 ⇒ 評価 ⇒ カウンセリング ⇒ 処方 ⇒ 実施
　　　　　　　　　　　　　　　　　　↑微調整↓

背骨コンディショニングにおけるトレーニングの目的

パーソナル運動処方を考える時に、背骨コンディショニングは、骨や関節の歪みによる神経の伝導異常を改善して治癒力を元の状態にする為の処方を組み立てるというサイクルに沿ってプログラミングしていきます。

通常の運動プログラムの検査では、身長、体重、形態測定、血圧、心拍数、最大酸素摂取量、最大拳上重量、敏捷性や心電図、血液検査を入れる場合もあります。が、背骨コンディショニングでは神経の痛点検査により、痛ければ、評価は伝導異常があり、アライメント検査と合わせて骨や関節のずれから原因を探っていきます。そして、その方へのカウンセリングによる自覚症状や改善したい要求、運動履歴などから百歩先をみて一歩目の運動処方をします。そうして実施し、また聞き取りを行い、処方の修正をかけていく。というサイクルを繰り返していきます。

これを集団に対して行う場合は、多くの方に異常ありの検査結果が出た部位に対しての処方を行い、中間で再度検査を行い、結果によっては他の種目を入れるなどの微調整を行います。

中・長期筋トレプログラム

トレーニングの頻度　2〜3回／週間（2〜3日おき）

	期間	バンドを引っ張る ポジティブ	キープ	戻す ネガティブ	回数	
基礎トレーニング BASIC 最大筋力の70〜75%	10週間＝2ヵ月	2秒	3秒	2秒	10回×3セット	10週間＝2ヵ月
バルクアップ（筋肉増大）トレーニング BULK UP 最大筋力の80〜85%	1〜2週目	4秒		2秒	6〜8回×2〜3セット	10週間＝2ヵ月
	3〜4週目	6秒			6〜8回×1〜2セット	
	5〜6週目	8秒				
	7〜8週目	10秒			6〜8回 1セット	
	9〜10週目	12秒				
パワートレーニング POWER 最大筋力の80〜87%	1〜2週目	1秒		1秒	6〜8回×3〜4セット	10週間＝2ヵ月
	3〜4週目				5回×5セット	
	5〜6週目					
	7〜8週目				5回×6セット	
	9〜10週目					

※6ヵ月（6ヵ月毎に繰り返す）

＊・ポジティブ……筋肉が縮みながら力を発揮する局面（短縮性筋収縮）
・ネガティブ……筋肉が伸ばされながら力を発揮する局面（伸張性筋収縮）
・キープ……筋肉が縮んだ状態で、動作を起こさず力を発揮する局面（等尺性筋収縮）

●エネルギー消費

人の1日のエネルギー消費量は3つで構成されています。

1　基礎代謝（約60〜70%）
　生命を維持するのに必要な最小のエネルギー量。

2　生活活動代謝（約20〜30%）
　日常生活や運動などの活動で利用されるエネルギー量。

3　食事誘発性熱産生（約10%）
　食事をする際に起こるエネルギー消費量。

消費エネルギー量より摂取エネルギー量が上回ると、余ったエネルギーは脂肪として蓄積されます。体脂肪1kg=7000kcalなので、この差が7000kcalになった時点で、理論上は脂肪が1kg増えることになります。

そもそもなぜ骨がずれるか？というと支える筋力が弱い。もしくは筋力バランスが悪い。それ以外の理由はありません。
　勿論、背骨コンディショニングの3要素である、ゆるめる、矯正で、その場では原因を治し、神経の伝導の回復をねらえます。が、支える筋力が無ければまた元の状態に戻ります。要するに、ゆるめたり矯正してこれ以上症状が悪くならないようにして筋肉がつくのを待つ。これに集約されます。

序章 食品の栄養素

> **三大栄養素**　糖質、タンパク質、脂質を三大栄養素といい、身体活動のエネルギー活動源として重要な役割を果たしています。

三大栄養素に、ビタミンとミネラルが入って五大栄養素、炭水化物を糖質と食物繊維に分けると六大栄養素といいます。

栄養素とは、食べ物の中に含まれいるさまざまな物質のうち人の体に必要不可欠な成分です。

糖質、脂肪、タンパク質は消化・吸収で分解された後に、細胞に運ばれ、細胞内のミトコンドリア内にある「TCA回路（サイクル）」に入り、ATP（アデノシン3リン酸）を産生します。

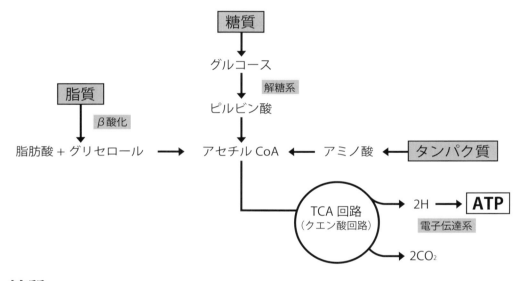

糖質

糖質は「炭水化物」ともよばれ、「炭素」「水素」「酸素」からできている有機化合物で、糖類（単糖類・二糖類）と多糖類（三糖類以上）に分けられます。単糖類はおもに「グルコース（ブドウ糖）」、「フルクトース（果糖）」、「ガラクトース（単糖）」の3つがあり、二糖類は「ラクトース（乳糖）」、「マルトース（麦芽糖）」、「スクロース（ショ糖）」が、多糖類にはデンプンやオリゴ糖などがあります。

単糖類は炭素（C）が3個以上7個まで直線的に結合していることが基本構造です。

生体内の栄養源として最も重要なものは6炭糖のグルコースで、消化管で消化・分解され小腸から吸収されて、門脈を経て肝臓に入ります。

肝臓に入った糖質（グルコース）は脂質（トリグリセリド）とタンパク質（アミノ酸）に変換されます。そのグルコースは大部分が、肝臓でグリコーゲン合成酵素によって、グリコーゲンとして貯えられ、残りは血液中に放出されたり、脂肪酸に変換されま

す。

　脂肪酸は、グルコースからつくられるグリセロール3-リン酸と結合して、トリグリセリド（中性脂肪）を生成しVLDL（超低蜜度リポタンパク質）として血中に分泌されます。

　脂肪組織では、脂肪酸はグルコースからつくられるグリセロール3-リン酸とエステル化され、中性脂肪（トリグリセリド）として貯えられます。絶食時は、まずグリコーゲンを分解し、グルコースを産生、さらにエネルギー不足が続くと脂肪酸やケトン体の産生を行います。

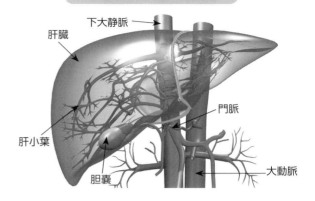

＊門脈は太い静脈で、腸や脾臓を循環して栄養分を豊富に取り込んだ静脈血を肝臓へ運んでいますが、酸素はほとんど消費し尽くされています。それでは肝臓の細胞が呼吸できないので、肝動脈が大動脈から直接酸素に富んだ動脈血を肝臓へ送り込んでいます。

タンパク質

　タンパク質はアミノ酸に分解され、小腸から体内に吸収されます。アミノ酸分子は炭素（C）、水素（H）、酸素（O）の他に窒素（N）を持っている、窒素化合物です。アミノ酸が2個のものがジペプチド、3個のものがトリペプチド、たくさん連結したものがポリペプチド（タンパク質）です。

　このアミノ酸は骨格筋に取り込まれるだけでなく、転換酵素反応によって最終的には肝臓でグルコース（糖新生）に変換され、熱源として利用されます。アミノ酸はそのままでは糖にはならず、まずアミノ基が取り除かれ（脱アミノ化）アンモニアになります。アンモニアは有害な物質であり、アミノ酸酸化酵素の反応や腸内細菌のウレアーゼによって、尿素回路（オルニチン回路）で尿素に変換され体外に排泄されます。この尿素をつくるのにATPが必要となり、タンパク質を摂取し過ぎると、肝臓や腎臓に負担をかけてしまいます。

　運動時に骨格筋では解糖によってグルコースからピルビン酸が生成されたり、筋タンパク質が分解されてBCAA*などのアミノ酸が生成されエネルギー源になります。

　ピルビン酸は、筋肉細胞内でBCAAからアミノ基を転移され、アラニンに変換され、血液中を肝臓に移行されます。アラニンは肝臓でピルビル酸に戻されて、糖新生（次ページ参照）によってグルコースに変換され、再び血液中に供給されて、筋肉に取り込まれてピルビル酸に変換されます（アラニンサイクル）。

＊BCAAとは運動時の筋肉でエネルギー源となる必須アミノ酸（人が体内でつくることのできないアミノ酸）である、バリン、ロイシン、イソロイシンの総称をいいます。この3つのアミノ酸は、枝わかれするような分子構造をしているため、BCAA（Branched Chain Amino Acid;分岐鎖アミノ酸）とよばれています。

脂質

　一般的に脂肪といわれ、最もエネルギー量が多い栄養素です。脂肪には多くの種類がありますが、エネルギーの貯蔵に利用される脂肪は中性脂肪（＝トリグリセリド）です。

　トリグリセリドはグリセロール*に脂肪酸が結合（エステル化）したもので、体内に吸収されたトリグリセリドは脂肪酸とグリセロールに分解されます。脂肪酸は、ミトコンドリア内でβ-酸化（脂肪燃焼）によってアセチル-CoAに分解され、TCA回路で代謝されてエネルギーになります。脂肪酸はβ-酸化でアセチル-CoAしか産生できず、糖新生には利用できないので、脂肪酸はグルコースには変換できません。過剰に体内に取り込まれても、TCA回路で代謝されないと、トリグリセリドやコレステロールとして体内に蓄積されます。

*グリセロール（グリセリン）はエタノールや酢酸同様に、両新媒性の低分子化合物で細胞膜を自由に通過できます。

解糖系と糖新生

1.解糖系

　解糖系とは、エネルギーを出すすべての生物が持っている基本的なエネルギー生成系です。

　グルコースをピルビン酸にまで分解する代謝系で嫌気的条件（生物が関わる現象で、酸素の介在を伴わないか酸素のない状態でのみ生じること）でATPを産生できるのが特徴です。

　グルコースはグルコースの輸送体によって細胞内に取り込まれると、グルコキナーゼという酵素でグルコース6-リン酸となります。この時ATPのリン酸をひとつのグルコースの6位に結合させ、ATPはADPになります。その後フルトース6-リン酸に異性化され、さらにフルクトース1,6-ビスリン酸になります。この時、ATPの高エネルギーを利用、ここまでに2分子のATPが消費されます。

　次の反応でフルクトース1,6-ビスリン酸はグリセリンアルデヒド3-リン酸とジヒドロキシアセトンリン酸の2つの化合物に分かれます。この2つの化合物は、酵素の作用により相互に交換することができます。

　グリセリンアルデヒド3-リン酸はデヒドロゲナーゼによる酸化反応で、1,3-ビスホスホグリセリン酸となります。この化合物は、酸化反応で余ったエネルギーを高エネルギーリン酸結合に利用しています。この時生じたリン酸がADPに取り込まれ、ATPができてきます。この反応は2回起こるので2分子のATPができ、低エネルギー化合物の3-ホスホグリセリン酸となります。3-ホスホグリセリン酸は次の反応で2-ホスホグリセリン酸となり、さらに、エノール化され、ホスホエノールピルビン酸となります。ホスホエノールピルビン酸はこの後ピルビン酸となりますが、この時切り離されたリン酸はADPに取り込まれ、ATPを作り出します。この場合も2分子のホスホエノールピルビン酸が反応するので、ATPは2分子生成されます。つまり、解糖系全体でみると、1分子のグルコースから2分子のATPがつくられることになります。

2.糖新生

　グルコースは脳の唯一の栄養源です。空腹時や絶食時、あるいは糖質の食事が不足して

いる時、血中のグルコースの濃度を維持するために、解糖系とほぼ逆の反応によってグルコースをつくりだしているのです。例えば、速筋内では、解糖系が生成したすべてのピルビン酸をＴＣＡサイクルでは処理できません。ミトコンドリアを持たない細胞内では、ピルビン酸を燃焼させることは不可能です。

このような余ったピルビン酸からは乳酸やアラニンがつくられ、血液中に放出された後、肝臓に取り込まれ再びグルコースに代謝されます。

このグルコースの再利用の代謝系が糖新生です。

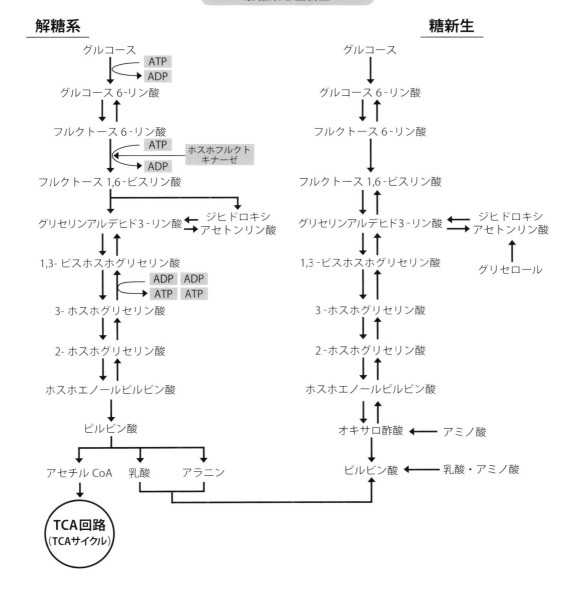

解糖系と糖新生

TCA 回路（クエン酸回路）

TCA回路とは、ミトコンドリアのマトリックスで行れている9段階からなる環状の代謝経路で、解糖系でつくられたピルビン酸はアセチルCoA（補酵素・コエンザイムエー）となり、TCAサイクルに取り込まれます。

このTCAサイクルへのアセチルCoAの供給には3つの経路があります。①解糖系でピルビン酸がピルビン酸脱水酵素の触媒を受けて、アセチルCoAになる経路。②脂肪酸のβ酸化です。細胞に入った脂肪酸はCoAと結合し。アシルCoAができ、カルチニンに助けられてミトコンドリア内に入り、酸化を受ける、これがβ酸化（脂肪鎖の3番目の炭素をβという）で、アセチルCoAがつくり出される経路。③リシン、ロイシン、イソロイシンなどのケト原生アミノ酸から供給される経路です。結局、出来上がったアセチルCoAは、マトリックス内のオキサロ酢酸と反応して、クエン酸になり、TCAサイクルに入り、7種類の有機化合物に順次転換され、最後にまた、オキサロ酢酸になります。このサイクルではATPは産生されません。NAD（ニコチンアミドアデニンジヌクレオチド）の還元型「NADH」とFAD（フラビンアデニンジヌクレオチド）の還元型「$FADH_2$」という物質、そしてATPに化学構造もよく似た「GTP」といった物質が産生されます。「NADH」は次の段階の電子伝達系に働いて、たくさんのATPをつくります。

NADは酸化型であることからFNAD^+（酸化型）とも書きます。

TCA 回路

ピルビン酸 → アセチル CoA

- ピルビン酸カルボキシラーゼ
- ピルビン酸脱水素酵素複合体
- クエン酸合成酵素

オキサロ酢酸 → クエン酸 → イソクエン酸 → α-ケトグルタル酸 → スクシニル酸CoA → コハク酸 → フマル酸 → リンゴ酸 → オキサロ酢酸

- リンゴ酸: NADH H^+ / NAD^+
- フマル酸: H_2O
- コハク酸: $FADH_2$ / FAD
- スクシニル酸CoA: GTP / GDP Pi
- α-ケトグルタル酸脱水素酵素: NAD^+ CoA / NADH H^+ CO_2
- イソクエン酸: NAD^+ / NADH H^+ CO_2

電子伝達系

　電子伝達系は、好気呼吸を行う最終段階の反応系で、ミトコンドリアのマトリクスと内膜スペースに水素イオン（プロトン）の濃度差をつくり、プロトンの濃度勾配を利用してATPを生成するのです。この時、補酵素として、TCA回路で生成された「NADH」で30ATPが「FADH2」で4ATP、最大34ATPが合成されます。ほかにTCAサイクルを2周することによってできる2GTPによって2ATP、解糖系などを含めると38ATPがグルコース1分子から生成されるのです。しかしこのエネルギーは1分ぐらいで細胞内で使われてしまうので、私たちの体は、常にグルコースと脂肪酸、そして酸素が欠かせないのです。

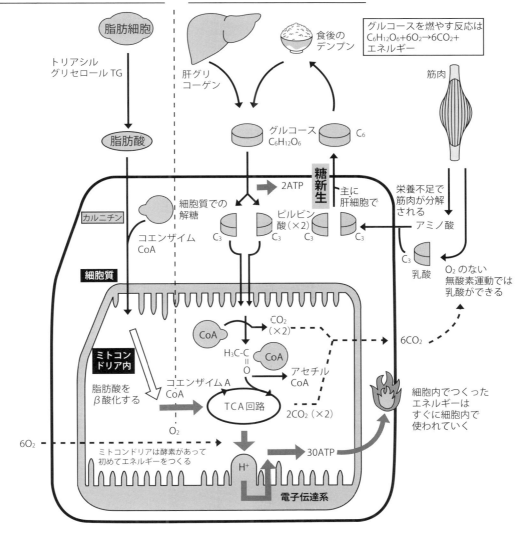

ATPを生み出すシステム

脂質異常症

　内臓脂肪が増えると、血液中の中性脂肪の増加と善玉と呼ばれるHDLコレステロール（高比重リポタンパク質）の減少を招き、動脈硬化を起こします。悪玉と呼ばれるLDLコレステロール（低比重リポタンパク質）は内臓脂肪の蓄積との関係は弱いのですが、LDLコレステロールが高値になるとさらに動脈硬化が促進されます。

　血液中の脂肪値が高い状態を脂質異常症（高脂血症）と呼びます。血液中の脂肪分である 血清脂質 のうち、脂質異常症にかかわる成分は、コレステロールと中性脂肪です。コレステロールは、細胞膜やホルモンをつくるもととなる成分であり、メタボリックシンドロームの診断基準による脂質の項目では、HDLコレステロール値が40mg/dℓ未満、中性脂肪値が150mg/dℓ以上となっており、LDLコレステロール値は入っていません。LDLコレステロールはメタボリックシンドロームに関係なく、単独で強力に動脈硬化を進行させます。つまりメタボリックシンドロームとは別に、LDLコレステロールの値にも注意する必要があります。

　肝臓でつくられたコレステロールは、脂肪分と結合したたんぱく質であるLDLコレステロールに包まれて血液中に運ばれます。逆に全身の細胞や組織から出た余分なコレステロールは、HDLコレステロールに包まれ血液を通じて肝臓に戻されます。血液中でLDLコレステロールの量が多くなると余分なコレステロールが血管壁に付着します。これが 動脈硬化 の大きな原因となるのです。

　この状態を治し、また、予防の為には有酸素運動と自分の基礎代謝、生活活動代謝から導き出した普段の食事の食品群と点数を守ることで効果が出ます。

動脈硬化

　血管の老化によって、血管の壁が厚く、硬くなって柔軟性が失われ、血液の通り道が狭くなる現象を「動脈硬化」といいます。心臓や脳の血管が詰まると、心筋梗塞や脳梗塞の大きな原因となり生命を脅かします。動脈硬化が進むと血管の壁に「プラーク」という、粥状の異常組織が形成されます。プラークの形成は、血液中の余分なコレステロールが血管内皮細胞の隙間を抜けて血管の壁に入り込むことから始まるのです。この血管のコレステロールを処理するために、白血球が血管の壁に入り込み、貪食細胞（大食細胞）である「マクロファージ」に姿を変え、破裂して死んでしまいます。血管の壁内にはコレステロールに由来する脂質とマクロファージの残骸が蓄積されて、プラークが大きくなり、血管壁はふくらみプラークが破裂して血栓を形成し血管をふさぎ動脈の硬化を起こすのです。

動脈硬化の進行過程

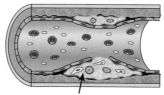

プラークの形成
（脂質とマクロファージの残骸）

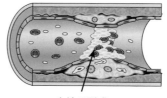

血栓の形成

参考資料 関係法規を知ろう

国家資格と民間資格の違いを知る

　資格は国家資格、公的資格、民間資格に分けられます。国家資格とは、法律に基づいて国や国から委託を受けた機関が実施し、与えられる資格です。取得は困難ですが、社会的信用度が高い資格です。公的資格とは、国家資格と民間資格の中間に位置づけられる資格で、民間団体や公益法人が実施し文科省や経産省などの官庁や大臣が認定する資格です。

　民間資格とは、民間団体や企業が独自の審査基準を設けて任意で認定する資格で、資格をとるための法規制がないので業界によって一定の能力担保がされ、社会的に認知されている資格から社会的な評価のない資格までが存在します。

　整体師、カイロプラクティック、療術などは民間資格であり、国家資格ではありませんので、その職業を生業としてするには特別な手続きは存在しません。

　一般的には養成施設などで学び、各団体の「修了証」や「認定証」の発行を受けることでその知識を習得したことを証明していますが、法的にはこれらの各種証書は原則として必要としないのです。背骨コンディショニングのインストラクター登録もこの民間資格に入りますが、関連する規制を知っておかないと法を犯すことになりかねませんのでしっかりと覚えてください。

医業（医行為）の定義

　医師、歯科医師、看護師などの免許を有さない者による「医業（歯科医業を含む）」は医師法第17条に「**医師でなければ、医業をしてはならない**」とあり、歯科医師法第17条及び保健師助産師看護師法第31条その他の関係法によっても禁止されています。

　ここでいう「医業」とは、業として「医療行為(医行為)」を行うことをいいます。「医療行為」とは医師法により医師及び医師の指示を受けた看護師・助産師などの医療従事者のみが行う治療や処置のことで、医学的な技術・判断がなければ人体に危害を及ぼす危険のある行為の総称です。しかし、医療行為の定義は内容が多岐に渡るのみならず医学の進歩に伴い内容が変化するものでもあるため、定義自体に混乱・争いがあり、また、医療行為の侵襲性についての解釈にも見解の対立があるのです。

［医療行為とみなされる条件］
　身体にメスを入れたり、レントゲンを照射したりするように、他者の身体を傷つけたり体内に接触したりするような医療侵襲行為は、これが正当な業務でなければ傷害罪や暴行罪に該当します。よって、たとえ医療のためであってもこのような行為を行うには、正当な医療行為とされる条件を満たす違法性阻却事由が必要となります。

　医療行為とみなされるには以下の3条件がすべて満たされていなければなりません。
（1）治療を目的としていること、
（2）承認された方法で行われていること、

（3）患者本人の承諾があることです。

ただし、①輸血用血液の採血、②先端医療、③幼児・精神障害者・意識不明者などで本人の承諾がとれないとき、④緊急時の医療などは例外的医療行為となっています。

しかしながら、医療行為は業（反復継続の意思をもって行うこと）として行わなければ、これを全面的に禁止する法律はなく、無資格者であっても、前述の条件を満たすなどの正当性があれば、心肺蘇生法やAED（自動体外式除細動器）の使用などの応急処置を行うことはできます。

※「業とする」とは反復継続の意思をもって施術を行うことで、この意思があれば1回の施術でも、また報酬を受けなくとも業として行ったことになります。

医療従事者とは

医療従事者とは医療業務に従事する者を指し、医療職とも医療者とも呼ばれます。その医療従事者には、その行為が特別に許されるための要件として、次の資格を有していなければいけません。ただし、自分自身の身体に行う行為は医療行為には該当せず、家族は本人に準ずるとして家族に対する医療行為は事実上容認されています。また、医療従事者が事故を起こした場合は「業務上過失」致死傷で問責されることになります。

〔医療従事者として必要な資格〕

医師、歯科医師、薬剤師、診療放射線技師、看護師、助産師、保健師、理学療法士、作業療法士、あん摩・マッサージ・指圧師、はり師、きゅう師、柔道整復師など

「医業」と「医業類似行為」

1．医業類似行為とは

医業：医師の行う医療行為のみに使われます。
医業類似行為：疾病の治療又は保健の目的をもって光熱器機・器具その他の物を使用し、応用し、または四肢若しくは精神作用を利用して施術する行為であって、医師の専門的知識、技能を必要しないものです（法の定義）。

2．医業類似行為の種類

（1）法で認められた医業類似行為
（2）法に基づかない医業類似行為
の2種類があります。前者は いわゆる国家資格（通称あはき法）というもので法で認められた医業類似行為です。
　　①按摩マッサージ指圧師
　　②はり師
　　③きゅう師
　　④柔道整復師

※「按摩マッサージ指圧師、はり師、きゅう師に関する法律」は、マッサージなどを仕事とする人は、養成期間で3年以上学んだ後、国家試験に合格して得る免許が必要としています。

　　法に基づかない医業類似行為
　　①カイロプラクティック
　　②整体、骨盤矯正
　　③気功
　　④温熱・電気・光線
　　⑤その他

※上記のものをまとめて「療術」といいます。
（電気・指圧・温熱・刺激・手技療法による医業類似行為を業とする職業で鍼灸師、あんま、指圧、マッサージ師、柔道整復師以外のものをいいます。）

あはき法とは

　あはき法とは昭和22年に制定された法律です。第二次世界大戦後GHQが日本の医療行為を西洋医学のみに統一しようとしましたが明治時代からある法律で守られていた業界団体が猛反対して「あはき法」という法律が制定されました。

　もともと「あはき法」はその医療類似行為を営むものに対する規制と保護が目的の法律であり、国家資格者から法に基づかない医業類似行為は違法ではないか？との裁判がなされます。現在、よく引用される裁判として以下のものがあります。

● **最高裁判所判例　昭和35年1月27日　昭和29年(あ)第2990号**

　医業類似行為について、あはき法第12条において「何人も、第一条に掲げるものを除く外、医業類似行為を業としてはならない。ただし、柔道整復を業とする場合については、柔道整復師法(昭和四十五年法律第十九号)の定めるところによる。」と規定されています。

　一方、以上の法律の趣旨について最高裁判所は、日本国憲法二二条が保障している職業選択の自由との関係で、禁止の対象となる行為を次のとおり限定的に解釈しています。

　すなわち、HS式無熱高周波療法を業として行った者を被告人とする刑事事件において、医業類似行為を業とした者が処罰されるのは、これらの業務行為が人の健康に害を及ぼす恐れがあるからであり、法律が医業類似行為を業とすることを禁止するのも、人の健康に害を及ぼす恐れのある業務行為に限局する趣旨と解しなければならないと判断した。

　つまり、有罪判決を出すためには、問題となる医業類似行為が人の健康に害を及ぼす恐れがあることを認定しなければならない。ところで、医業類似行為を業とすることが公共の福祉に反するのは、かかる業務行為が人の健康に害を及ぼす虞があるからである。それ故前記法律が医業類似行為を業とすることを禁止処罰するのも人の健康に害を及ぼす虞のある業務行為に限局する趣旨と解しなければならないのであって、このような禁止処罰は公共の福祉上必要であるから前記法律一二条、一四条は憲法二二条に反するものではない。

　しかるに、原審弁護人の本件HS式無熱高周波療法はいささかも人体に危害を与えず、また保健衛生上なんら悪影響がないのであるから、これが施行を業とするのは少しも公共の福祉に反せず従って憲法二二条によって保障された職業選択の自由に属するとの控訴趣意に対し、原判決は被告人の業とした本件HS式無熱高周波療法が人の健康に害を及ぼす虞があるか否かの点についてはなんら判示するところがなく、ただ被告人が本件HS式無熱高周波療法を業として行った事実だけで前記法律一二条に違反したものと即断したことは、右法律の解釈を誤った違法があるか理由不備の違法があり、右の違法は判決に影響を及ぼすものと認められるので、原判決を破棄しなければ著しく正義に反するものというべきである。この最高裁判決を受けて審理のために差し戻された仙台高等裁判所は、HS式無熱高周波療法は人の健康に害を及ぼす恐れのあるものと認定して有罪判決を出したため、被告人側から再度上告されたが、上告は棄却され有罪判決が確定しました。

　この最高裁判例により、免許を必要としない医業類似行為は「当該医業類似行為の施術が医学的観点から少しでも人体に危害を及ぼ

すおそれがあれば、人の健康に害を及ぼす恐れがあるものとして禁止処罰の対象となる」が「実際に禁止処罰を行うには、単に業として人に施術を行ったという事実を認定するだけでなく、その施術が人の健康に害を及ぼす恐れがあることの認定が必要」となりました。

つまり、医業類似行為自体そのものが法に触れるかどうかというより健康に害を及ぼす恐れがあるものについて禁止処罰の対象となるというのが日本国内における解釈のようです。

そして、この最高裁判決を受けて、厚生省（現厚労省）が各都道府県知事あてに通知をだしています。

● 医業類似行為に対する取扱いについて（平成三年六月二八日）
厚生省が各都道県に出した通知
（医事第五八号）
（各都道府県衛生担当部（局）長あて厚生省健康政策局医事課長通知）

近時、多様な形態の医業類似行為又はこれと紛らわしい行為が見られるが、これらの行為に対する取扱いについては左記のとおりとするので、御了知いただくとともに、関係方面に対する周知・指導方よろしくお願いする。

記

1．医業類似行為に対する取扱いについて

（1）あん摩マッサージ指圧、はり、きゅう及び柔道整復について

医業類似行為のうち、あん摩マッサージ指圧、はり、きゅう及び柔道整復については、あん摩マッサージ指圧師、はり師、きゅう師等に関する法律（昭和二十二年法律第二百十七号）第十二条及び柔道整復師法（昭和四十五年法律第十九号）第十五条により、それぞれあん摩マッサージ指圧師、はり師、きゅう師及び柔道整復師の免許を有する者でなければこれを行ってはならないものであるので、無免許で業としてこれらの行為を行ったものは、それぞれあん摩マッサージ指圧師、はり師、きゅう師等に関する法律第十三条の五及び柔道整復師法第二十六条により処罰の対象になるものであること。

（2）あん摩マッサージ指圧、はり、きゅう及び柔道整復以外の医業類似行為について

あん摩マッサージ指圧、はり、きゅう及び柔道整復以外の医業類似行為については、あん摩マッサージ指圧師、はり師、きゅう師等に関する法律第十二条の二により同法公布の際引き続き三か月以上医業類似行為を業としていた者で、届出をした者でなければこれを行ってはならないものであること。したがって、これらの届出をしていない者については、昭和三十五年三月三十日付け医発第二四七号の一厚生省医務局長通知で示したとおり、当該医業類似行為の施術が医学的観点から人体に危害を及ぼすおそれがあれば禁止処罰の対象となるものであること。

2．いわゆるカイロプラクティック療法に対する取扱いについて

近時、カイロプラクティックと称して多様な療法を行う者が増加してきているが、カイロプラクティック療法については、従来よりその有効性や危険性が明らかでなかったため、当省に「脊椎原性疾患の施術に関する医学的研究」のための研究会を設けて検討を行ってきたところである。今般、同研究会より

別添のとおり報告書がとりまとめられたが、同報告においては、カイロプラクティック療法の医学的効果についての科学的評価は未だ定まっておらず、今後とも検討が必要であるとの認識を示す一方で、同療法による事故を未然に防止するために必要な事項を指摘している。

こうした報告内容を踏まえ、今後のカイロプラクティック療法に対する取扱いについては、以下のとおりとする。

（1） 禁忌対象疾患の認識

カイロプラクティック療法の対象とすることが適当でない疾患としては、一般には腫瘍性、出血性、感染性疾患、リュウマチ、筋萎縮性疾患、心疾患等とされているが、このほか徒手調整の手技によって症状を悪化しうる頻度の高い疾患、例えば、椎間板ヘルニア、後縦靭帯骨化症、変形性脊椎症、脊柱管狭窄症、骨粗しょう症、環軸椎亜脱臼、不安定脊椎、側彎症、二分脊椎症、脊椎すべり症などと明確な診断がなされているものについては、カイロプラクティック療法の対象とすることは適当ではないこと。

（2） 一部の危険な手技の禁止

カイロプラクティック療法の手技には様々なものがあり、中には危険な手技が含まれているが、とりわけ頚椎に対する急激な回転伸展操作を加えるスラスト法は、患者の身体に損傷を加える危険が大きいため、こうした危険の高い行為は禁止する必要があること。

（3） 適切な医療受療の遅延防止

長期間あるいは頻回のカイロプラクティック療法による施術によっても症状が増悪する場合はもとより、腰痛等の症状が軽減、消失しない場合には、滞在的に器質的疾患を有している可能性があるので、施術を中止して速やかに医療機関において精査を受けること。

（4） 誇大広告の規制

カイロプラクティック療法に関して行われている誇大広告、とりわけがんの治癒など医学的有効性をうたった広告＊については、あん摩マッサージ指圧師、はり師、きゅう師などに関する法律第十二条の二第二項において準用する第七条第一項又は医療法(昭和二十三年法律第二百五号)第六十九条第一項に基づく規制の対象となるものであること。
＊広告に関しては　がんが治ります、腰痛が治ります、頭痛が治ります。のような表現はこの誇大広告にあたるとて、厳しく取り締まられる可能性があります。

広告の規制

1．医師法やあはき法による広告規制

カイロプラクティックの誇大広告はもちろん、医師やあはき師、柔道整復師などは広告できる事項が制限されています。これは、患者側に立てば、より多くの情報が得られるほど施術所の選択が容易ですが、広告とは本来、自己の宣伝のために利用するもので、どうしても主観的・不正確な内容になりがちです。よって、**誇大広告**（日本一、最高の技術、Befor&Afterの写真による比較など）や**虚偽の広告**（○日で治療が終了する）、**比較広告**（口コミや客声の掲載）になることも考えられます。

一般的に患者は専門的知識に乏しく、また苦痛などを回避したい願望は、普通の商品を欲する欲求より強いので、広告が与える影響は大きいです。万一、不当な広告により損害をこうむった場合、普通の商品とは異なり、人命や機能障害などを取り戻すことができないことがあるので、広告を自由にさせることは適当でなく、客観的かつ正確性を維持できるように広告できる事項を限定しています。

２．医療類似行為の広告規制

　法に基づかない医療類似行為に対しては特殊な施術を行っている旨や経歴などが載せられますが、次の事項等で他の法律に抵触する恐れがあるため、以下の広告をしてはいけません。

● 医師法に違反するもの（医師法第18条）
　医師でない者は、医師又はこれに紛らわしい名称を用いることは禁止されており、「○○医」、「ドクター」など「医」を付けた名称を用いてはならない。

● 医療法に違反するもの（医療法第70条、同法施行令第5条の11）
　施術所には、病院、診療所、助産所と紛らわしい名称や「科」のついた名称は用いることができないとなっており、「○○病院」、「○○診療所」、「○○クリニック」、「○○療院」、「○○治療院」、「○○科療院」などの名称を用いてはならない。

● あはき法第7条に違反するもの
　施術実績などの広告を出すこと、効果のある病名を掲示すること、「○○流」、「○○派」などの流派の誇示をしてはならない。
（最高裁判例昭和36年2月15日　大法廷・判決　昭和29（あ）2861）

３．ウエブサイトによる医療機関の広告規制

　従来、インターネット上の病院等のホームページは、当該病院等の情報を得ようとの目的を有する者が、URLを入力したり、検索サイトで検索した上で閲覧したりするものであり、情報提供や広報としての位置づけであり、原則として広告とは見なしませんでした。医療法などの一部改正事項が厚労省より通達され、**医療関係のウエブサイトの広告規制が平成30年6月1日より施行されました**。従来広告規制の無かったウエブサイトもこれから広告規制の対象になるということです。場合によっては「SNS」も対象になるかもしれないのです。

序章参考資料
田川　邦夫　　からだの動きからみる代謝の栄養学（タカラバイオ）
山中　英治　　消化・吸収・代謝のしくみと栄養素のはたらき（メディア出版）
池田　和正　　トコトンわかる基礎化学（オーム社）
霜田　幸雄　　代謝ガイドブック（技術評論社）
五十嵐　雅　　やりとりする細胞と血液（文光堂）

第1章解剖学参考資料
水嶋章陽　　人体の全解剖図鑑（日本文芸社）
伊藤正裕・中村陽市（監修）　　人体解剖パーフェクト事典（ナツメ社）
河合良訓（監修）　　肉単（NTS）

第1章 解剖学

主な骨と関節

頭蓋骨・顎関節

脳を保護する「脳頭蓋（神経頭蓋）」と顔面の骨格を形成する「顔面頭蓋（内臓頭蓋）」に分けられます。

脳頭蓋	前頭骨・後頭骨・蝶形骨・篩骨・頭頂骨・側頭骨
顔面頭蓋	下顎骨・鋤骨・上顎骨・口蓋骨・頬骨・鼻骨・涙骨・下鼻甲介・舌骨

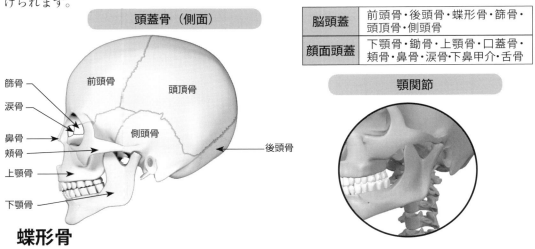

蝶形骨

頭蓋底の中央部にあり、前方は鼻腔に達し、さまざまな血管や神経が通過する孔が貫いています。中央の体部（蝶形骨体）と3対の突起（大翼・小翼・翼状突起）からなります。

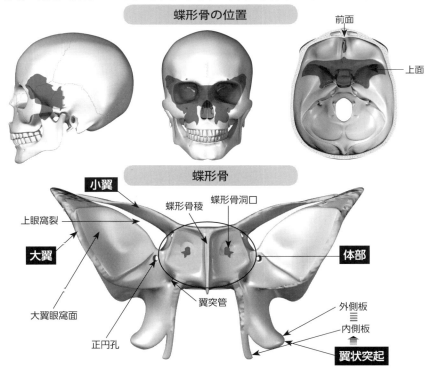

顎関節症とは

◆顎関節の役目

側頭骨の関節窩と下顎骨顆頭を連結する左右一対の関節です。この間には関節円板という骨より柔らかい繊維組織がクッションの役割を果たして下顎の複雑な動きを可能にし、顎を開閉し、発音や咀嚼が行われます。

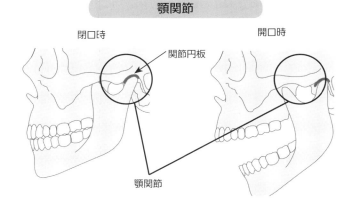

◆顎関節症の原因

関節円板は前方と後方が肥厚して、凹んだ中央部で顆頭が安定するようになっています。関節円板の前方は外側翼突起筋上頭と繋がっており、前後的な移動が可能となっています。顎関節部は関節包に囲まれ、内部の空洞は潤滑剤としての滑液で満たされており、円板が滑らかに動くようにできています。

関節円板は後方の結合が弱いために前方へずれます。この症状を関節板前方転位といい、顎関節症で最もよく見られる病型です。

後方にずれることは極めてまれで、後方の結合が伸びると、閉口時に関節円板は元の位置に戻らなくなります。

関節円板前方転位の状態で口を開くと、関節円板の後方肥厚部が顆頭の前方へのスライドを邪魔します。更に開口量を増やすと、顆頭は関節円板の後方肥厚部に乗り上げ、一時的に元の状態に戻ります。たとえ一時的であっても、元の状態に復帰することを「復位」といいます。その時に衝撃があり、それが、関節雑音（クリック）としてとらえられます。一般的に、「アゴが鳴る」と表現されます。

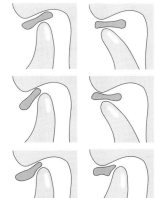

関節円板前方転位の状態がひどくなると、やがて開口時に円板が復位しなくなります。

これを、「非復位性の関節円板前方転位」といいます。この時には、クリックが消失し、開口が関節円板により妨害され「口が開きにくい」状態になります。このような開口障害を、"クローズドロック"と呼び、ここまで症状が進行すると、「アゴが痛い」ということになります。

肩甲部の骨と関節

1．解剖学的関節
- 肩甲上腕関節　　肩甲骨関節窩と上腕骨頭の関節で可動域は広いが脱臼しやすい不安定な球関
  （狭義の肩関節）　節でもあります。
- 肩鎖関節　　　　肩甲骨の肩峰と鎖骨の関節で可動域は狭い。
- 胸鎖関節　　　　胸骨と鎖骨の関節で可動域は狭い。

2．機能的関節
- 肩甲胸郭関節　　肩甲骨前面と胸郭後外側面との間の関節、肩甲上腕関節に次いで可動域は広い。
- 肩峰下関節　　　上腕骨頭と肩峰の間の滑動部、第2肩関節といわれます。

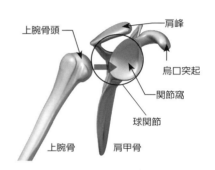

＊凹状の関節窩は凸状の上腕骨頭の1/3を覆うだけのゆるい適合となっています。

胸肋関節

　胸肋関節は上位7対の肋軟骨と胸骨の肋骨切痕の間の関節です。第1肋軟骨は胸骨に直接結合するので、胸肋軟骨結合という。

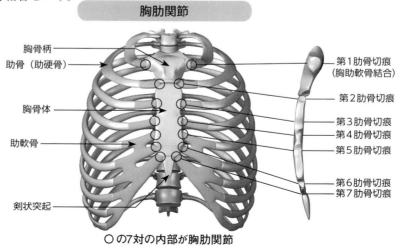

○の7対の内部が胸肋関節

肘関節

　上腕骨と尺骨のからなる腕尺関節と、上腕骨と橈骨からなる腕橈関節を肘関節といい、伸展と屈曲が可能です。前腕は尺骨と橈骨で構成され、近位橈尺関節と遠位橈尺関節で連結されます。ともに1軸性の車軸関節で、基本的には尺骨のまわりを橈骨が回ります。

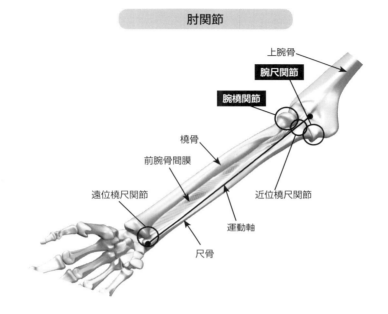

肘関節

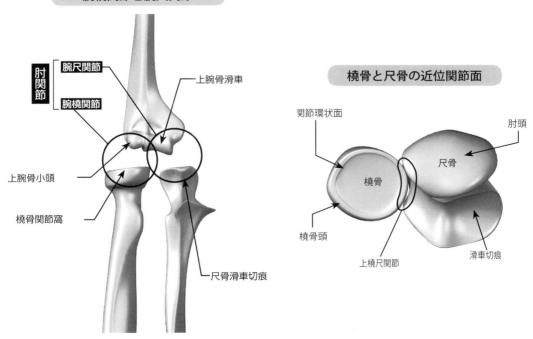

腕橈関節と腕尺関節

橈骨と尺骨の近位関節面

手指の骨と手指の関節

手には8個の手根骨と5個の中手骨、14個の指（節）骨（基節骨・中節骨・末節骨）が5本の指の骨を構成し、それらが各関節を構成しています。

手根骨は近位に舟状骨、月状骨、三角骨、豆状骨が遠位に大菱形骨、小菱形骨、有頭骨、有鉤骨が並んでいます。手関節は橈骨手根関節と手根中央関節で構成されます。

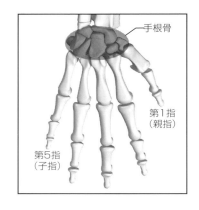

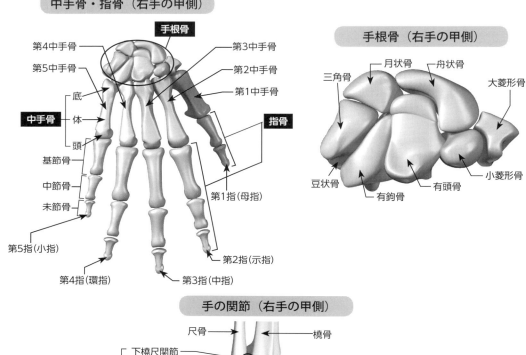

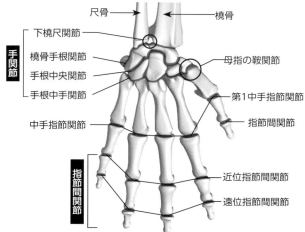

股関節と仙腸関節

1. **股関節**　骨盤の寛骨臼と大腿骨頭からなり、骨盤と下肢をつなぐ球関節のひとつである臼状関節です。
2. **仙腸関節**　仙骨と腸骨の各耳状面同士の接点にあります。繊維軟骨で覆われ、間には滑液を含んだ関節腔があり、強い靭帯で包まれています。

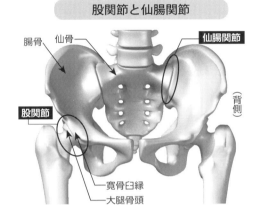

股関節と仙腸関節

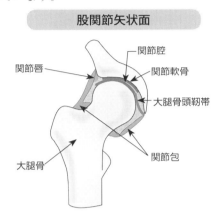

股関節矢状面

基靭帯

　子宮は骨盤内の中央に位置し、下腹部のほぼ真ん中、おへそと太ももの付け根のあいだにあります。子宮を側面から見てみると、お腹側（前方）に向かって少し傾いている前屈の状態であることがほとんどです。この位置に留まっているのは、子宮を下から支える骨盤底筋と子宮をつり上げている5つの靭帯によって支えられています。メインになっているのが「基靭帯」です。要するに子宮は腸骨に付いている基靭帯によって宙吊りになっている状態です。仙骨と腸骨の耳状面の構造により仙骨は後方にしか変位しないので、仙骨が後方に変位した場合、腸骨は内旋し、いわゆる「骨盤が閉じた」という形になります。この場合、子宮の位置は下方になりいわゆる、「下がり」ます。逆に仙骨が正位置に矯正されれば、上方の位置になります。「骨盤が開くと内臓が下がる（から良くない）」というのは全く根拠のないことで、どういう状態が「骨盤が開く・閉じる」か、また、腸骨・基靭帯・子宮の関係がわかっていないとしかいいようがありません。「骨盤が閉じている・開いている」のが良い悪いではなく、骨盤は正しい位置＝仙骨が正しい位置であるのが良いのです。

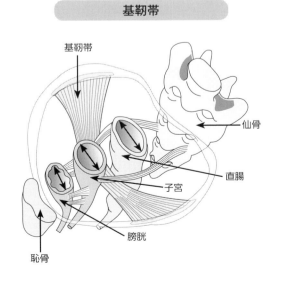

基靭帯

膝関節

　大腿骨と脛骨で構成される脛骨大腿関節と、膝蓋骨と大腿骨で構成される膝蓋大腿関節からなります。関節内で起こる摩擦や衝撃の分散と安定性をはかる保護機能である半月板という柔らかい組織、筋やいくつもの靭帯があります。おもに内側と外側の側副靭帯と十字靭帯が重要で、これらの靭帯を損傷するとスポーツ障害を発生します。

　さらに膝関節は滑液と呼ばれる液体で満たされた関節包という袋に包まれ、その滑液は関節を滑らかに動かす潤滑油の役割と軟骨に酸素や栄養を与える役目を果たしています。

　逆に滑膜に炎症が起こり、滑液が異常に産出されて貯留されると、「膝に水が貯まった」状態になります。

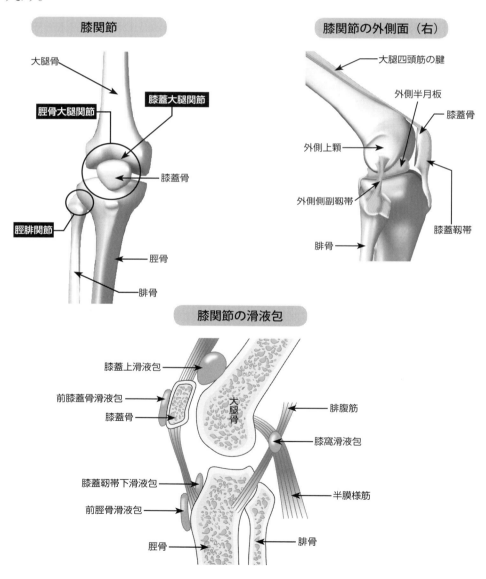

足の骨と関節

1. **足の骨**　脛骨と腓骨の遠位の足部には7個の足根骨（距骨、踵骨、舟状骨、内側・中間・外側楔状骨、立方骨）と5個の中足骨、14個の趾骨（親指は2個、そのほかの指は3個からなり、基部で中足骨と連接）の3つの部分に分けられます。

2. **足の関節**　足関節は上跳躍関節（距腿関節）と下跳躍関節に区分され、下跳躍関節は後部をつくる距骨下関節と前部をつくる横足根関節（距踵舟関節）から構成されます。両関節は一緒に作用します。

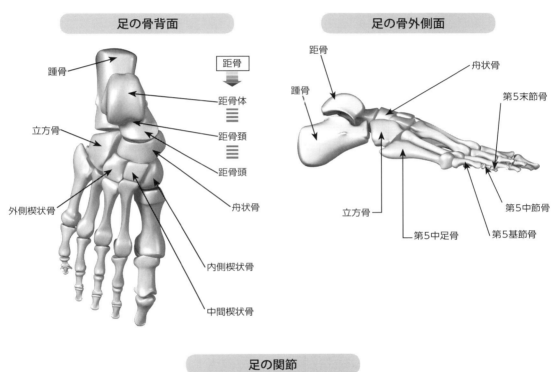

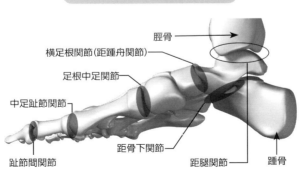

第1章 解剖学

筋肉の起始・停止

胸鎖乳突筋

神経 頸神経叢

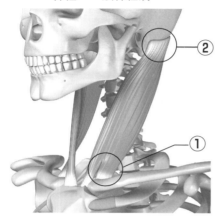

① **起始** 胸骨の柄上縁と鎖骨の胸骨端
② **停止** 側頭骨の乳様突起
③ **主な機能** 頭部を反対側、斜めに回旋

前斜角筋

神経 頸神経叢

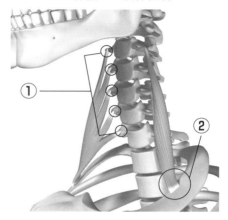

① **起始** C3〜C6（7）（横突起の前結節）
② **停止** 第1肋骨の斜角筋結節
③ **主な機能** 胸1、第1肋骨を挙上

咬筋

神経 三叉神経の下顎枝

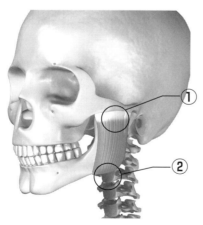

① **起始** 浅部　上顎骨の頬骨弓
　　　　　深部　側頭骨の頬骨弓
② **停止** 下顎骨の下顎枝
③ **主な機能** 下顎を挙上、閉じる、物を噛む

側頭筋

神経 三叉神経の下顎枝

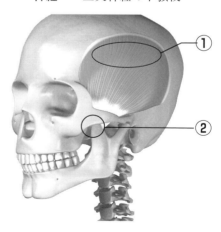

① **起始** 側頭骨の側頭窩
② **停止** 下顎骨の下顎枝と筋突起
③ **主な機能** 下顎を挙上、閉じる

外側翼突筋

神経　三叉神経の下顎枝

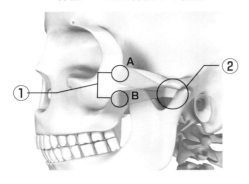

①**起始**　A上頭　蝶形筋の大翼
　　　　　B下頭　上顎骨の翼状突起外側板
②**停止**　下顎骨の翼突筋窩と顎関節の関節
　　　　　円板、関節包
③**主な機能**　顎を開ける、顎を左右に

内側翼突起

神経　三叉神経の下顎枝

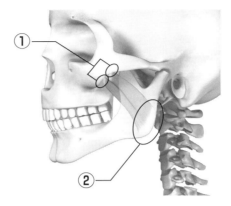

①**起始**　蝶形筋翼突窩と上顎骨結節
②**停止**　下顎骨の下顎枝
③**主な機能**　顎を閉じる、顎を左右に

大胸筋

神経　前胸神経

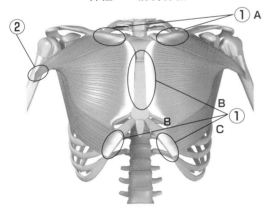

①**起始**　A鎖骨部　鎖骨内側2分の1
　　　　　B胸肋部　胸骨、第1～第6肋軟骨
　　　　　C腹　部　外腹斜筋の腱膜
②**停止**　上腕骨の大結節稜
③**主な機能**　肩関節の内旋、内転

広背筋

神経　胸背神経

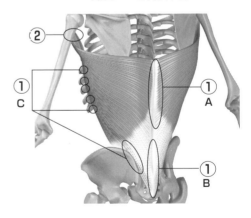

①**起始**　AT6(7)胸椎～L5腰椎
　　　　　B仙骨
　　　　　C腸骨稜、第9～12肋骨
②**停止**　上腕骨の小結節稜
③**主な機能**　肩関節の伸展（後方挙上）・
　　　　　　　内旋

三角筋

神経　腋窩神経

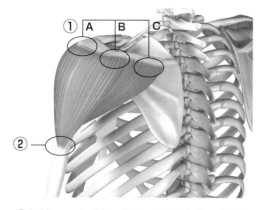

- ①**起始**　　A 前部　鎖骨（外側1/3の前縁）
  　　　　　　B 中部　肩甲骨（肩峰）
  　　　　　　C 後部　肩甲棘下縁
- ②**停止**　　上腕骨（大結節）
- ③**主な機能**　肩関節の屈曲・内旋（前部）、
  　　　　　　外転（中部）、外旋（後部）

棘上筋

神経　肩甲上神経

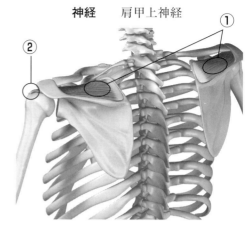

- ①**起始**　　肩甲骨（棘上窩）
- ②**停止**　　上腕骨（大結節）
- ③**主な機能**　肩関節の外転

棘下筋

神経　肩甲上神経

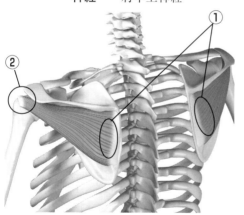

- ①**起始**　　肩甲骨（棘下窩）
- ②**停止**　　上腕骨（大結節）
- ③**主な機能**　肩関節の外旋

小円筋

神経　腋窩神経

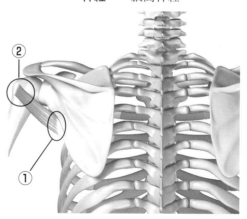

- ①**起始**　　肩甲骨（外側縁後面）
- ②**停止**　　上腕骨（大結節）
- ③**主な機能**　肩関節の内転、内旋、外旋

僧帽筋

神経 副神経と頚神経叢

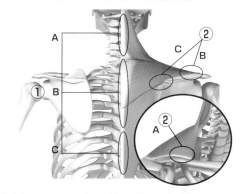

① **起始**　A 上部　後頭骨、項靭帯
　　　　　B 中部　T1～T4 胸椎（棘突起）、棘上靭帯
　　　　　C 下部　T7～T12 胸椎（棘突起）、棘上靭帯
② **停止**　A 上部　鎖骨（外側 1/3）
　　　　　B 中部　肩甲骨（肩峰、肩甲棘）
　　　　　C 下部　肩甲骨（肩甲棘）
③ **主な機能**　肩関節の後退（前部）、外転（中部）、外旋（後部）

A 小菱形筋・B 大菱形筋

神経 肩甲背神経

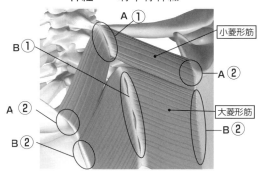

A 小菱形筋
① **起始**　C6・C7 頚椎（棘突起）
② **停止**　肩甲骨（内側縁上方）
③ **主な機能**　肩甲骨の後退、下方回旋

B 大菱形筋
① **起始**　T1～T4 胸椎（棘突起）
② **停止**　肩甲骨（内側縁下部）
③ **主な機能**　肩甲骨の後退、下方回旋

上腕二頭筋

神経 筋皮神経

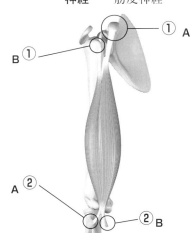

① **起始**　A 長頭　肩甲骨（関節上結節）
　　　　　B 短頭　肩甲骨（烏口突起）
② **停止**　A 長頭　橈骨（橈骨粗面）
　　　　　B 短頭　上腕二頭筋腱膜を介して
　　　　　　　　　前腕筋膜
③ **主な機能**　肘関節の屈曲、前腕の回外

上腕三頭筋

神経 橈骨神経

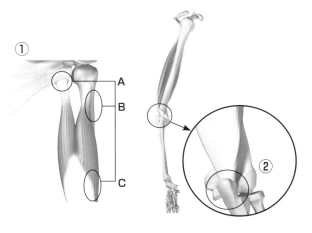

① **起始**　A 長頭　肩甲骨（関節下結節）
　　　　　B 外側頭　上腕骨（後面）
　　　　　C 内側頭　上腕骨（中～下後面）
② **停止**　尺骨（肘頭）
③ **主な機能**　肘関節の伸展

上腕筋

神経　筋皮神経

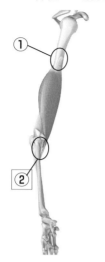

①**起始**　　上腕骨遠位2/3の前面
②**停止**　　尺骨の粗面
③**主な機能**　肘関節の屈曲

腕橈骨筋

神経　橈骨神経

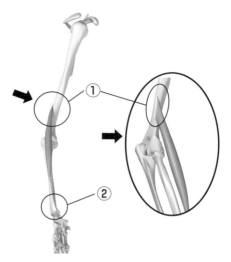

①**起始**　　上腕骨の外側上顆、下部
②**停止**　　橈骨の茎状突起
③**主な機能**　肘関節の屈曲

多裂筋

神経　頚神経・胸神経・腰神経

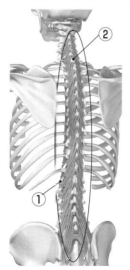

①**起始**　　C4〜C7頚椎（関節突起）、
　　　　　　胸椎（横突起）、腰椎、仙骨、腸骨
②**停止**　　起始より2〜4個上方の椎骨（棘突起）
③**主な機能**　脊柱の回旋、伸展、側屈

胸最長筋

神経　頚神経・腰神経

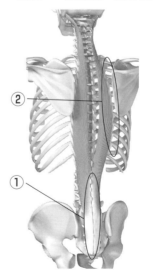

①**起始**　　L1〜L5腰椎（横突起）、仙骨
②**停止**　　胸椎（横突起）、L1〜L3腰椎（副突起）、全肋骨
③**主な機能**　脊柱の伸展、側屈

腸骨筋

神経 腰神経叢

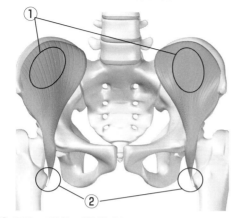

- ①**起始** 腸骨（腸骨窩）
- ②**停止** 大腿骨（小転子）
- ③**主な機能** 股関節の屈曲

大腰筋

神経 腰神経叢

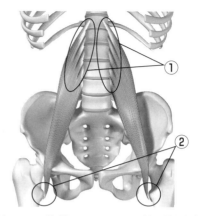

- ①**起始** T12胸椎、L1〜L5腰椎（横突起）
- ②**停止** 大腿骨（小転子）
- ③**主な機能** 股関節の屈曲

小腰筋

神経 腰神経叢

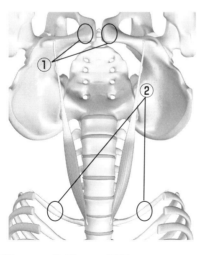

- ①**起始** T12胸椎、L1腰椎
- ②**停止** 腸恥隆起
- ③**主な機能** 脊柱の屈曲補助

大腿方形筋

神経 仙骨神経叢

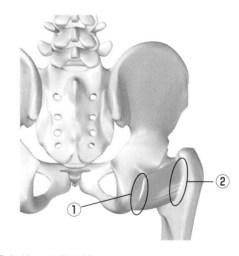

- ①**起始** 坐骨結節
- ②**停止** 大腿骨転子間稜
- ③**主な機能** 股関節の外旋

大殿筋

神経 下殿神経

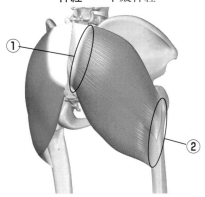

① **起始** 腸骨、仙骨、尾骨（後面）、仙結節靭帯
② **停止** 大腿筋膜（腸脛靭帯）、大腿骨（殿筋粗面）
③ **主な機能** 股関節の伸展、外旋

中殿筋

神経 上殿神経

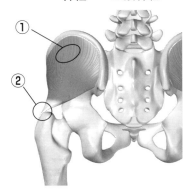

① **起始** 腸骨（前殿筋線と後殿筋線の間）
② **停止** 大腿骨（大転子外側面）
③ **主な機能** 股関節の外転、内旋

小殿筋

神経 上殿神経

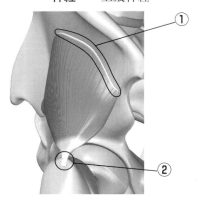

① **起始** 腸骨（前殿筋線と後殿筋線、下殿筋線の間）
② **停止** 大腿骨（大転子）
③ **主な機能** 股関節の外転、内旋

梨状筋

神経 坐骨神経叢

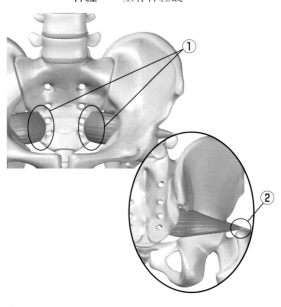

① **起始** 仙骨（前面）、腸骨（大坐骨切痕）
② **停止** 大腿骨（大転子）
③ **主な機能** 股関節の外旋

大腿二頭筋

神経　総腓骨神経叢（短頭）、脛骨神経（長頭）

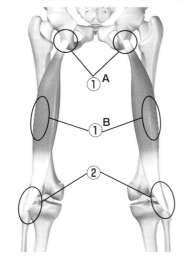

①**起始**　A長頭　坐骨（坐骨結節）
　　　　　B短頭　大腿骨（粗線外側唇）
②**停止**　腓骨頭
③**主な機能**　膝関節の屈曲、
　　　　　　　股関節の外旋・伸展

半膜様筋

神経　脛骨神経

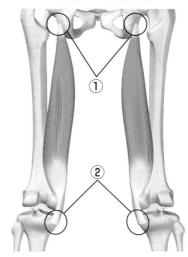

①**起始**　坐骨（坐骨結節）
②**停止**　脛骨（内側顆）
③**主な機能**　膝関節の屈曲、内旋

| ハムストリングス | 大腿二頭筋・半膜様筋・半腱様筋 |

半腱様筋

神経　脛骨神経

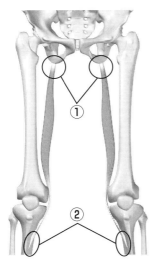

①**起始**　坐骨（坐骨結石）
②**停止**　脛骨（上部の内側面）
③**主な機能**　膝関節の屈曲、内旋

大腿筋膜張筋

神経　上殿神経

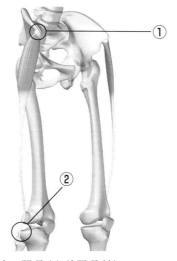

①**起始**　腸骨（上前腸骨棘）
②**停止**　脛骨（外側）
③**主な機能**　大腿の屈曲、外転、内旋

大腿直筋

神経 大腿神経

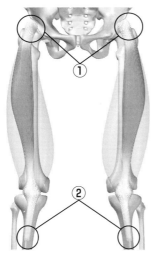

① **起始** 腸骨（下前腸骨棘、寛骨臼の上縁）
② **停止** 脛骨（脛骨粗面）
③ **主な機能** 膝関節の伸展

外側広筋

神経 大腿神経

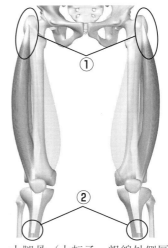

① **起始** 大腿骨（大転子、粗線外側唇）
② **停止** 脛骨（脛骨粗面）
③ **主な機能** 膝関節の伸展

大腿四頭筋	大腿直筋・中間広筋 外側広筋・内側広筋

腓腹筋

神経 脛骨神経

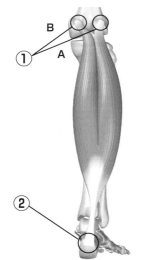

① **起始** A外側頭　大腿骨外側顆
　　　　　　B内側頭　大腿骨内側顆
② **停止** 踵骨隆起
③ **主な機能** 足関節の底屈、膝関節の屈曲

ヒラメ筋

神経 脛骨神経

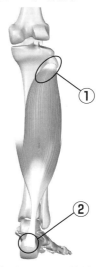

① **起始** 脛骨後面のヒラメ筋線、腓骨頭・骨幹上部
② **停止** 踵骨隆起（停止腱はアキレス腱）
③ **主な機能** 足関節の底屈

第2章

矯正

股関節 〈横臥位〉

ねらい

外側と内旋位にズレた大腿骨骨頭を矯正します。

セット

横臥位になってもらい、片手で上側の足を持ち、もう片方の手は大転子の約5センチ下にあてます。

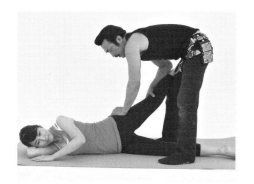

アクション

持った足を外旋位に導き、大腿骨頭を臼蓋に押し込むように押します。

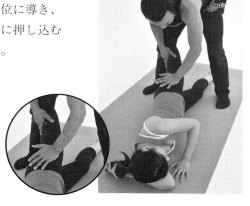

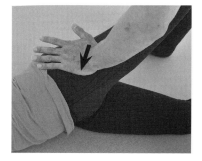

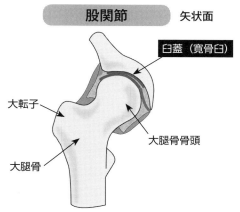

股関節　矢状面

臼蓋〔寛骨臼〕
大転子
大腿骨骨頭
大腿骨

膝関節

ねらい
外側と内旋位にズレた大腿骨骨頭を矯正します。

セット
片手は脛骨粗面にあて、もう片方の手は大腿部を持ちます。

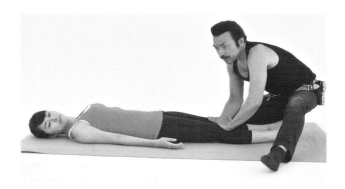

アクション
膝関節に隙間を作るように大腿部を引き上げ、脛骨粗面を内旋位へ押し込むように押します。

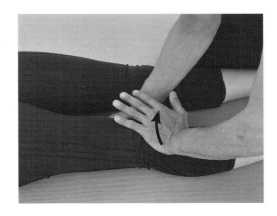

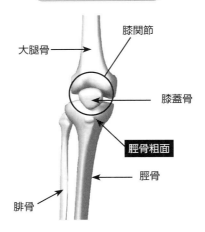

膝関節

大腿骨 / 膝関節 / 膝蓋骨 / 脛骨粗面 / 脛骨 / 腓骨

足関節 〈舟状骨〉

ねらい
外側に飛び出した舟状骨を押し込み、足裏のアーチを形成します。

セット
片手を舟状骨にあてます。

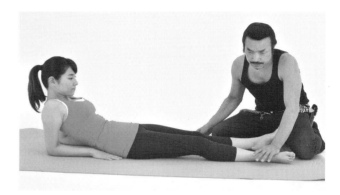

アクション
内側へ押し込むように押します。

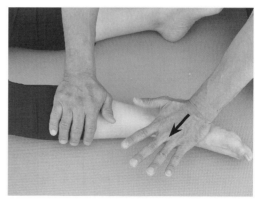

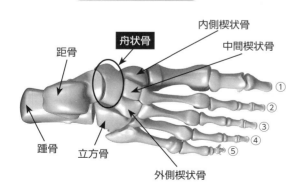

足の骨　背面

舟状骨
内側楔状骨
中間楔状骨
距骨
①
②
③
④
⑤
踵骨
立方骨
外側楔状骨

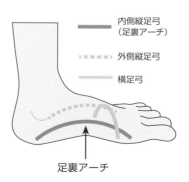

足のアーチ

内側縦足弓（足裏アーチ）
外側縦足弓
横足弓

足裏アーチ

足関節 〈立方骨〉

ねらい
外側に飛び出した立方骨を押し込み、足裏の
アーチを形成します。

セット
片手を立方骨へあてます。

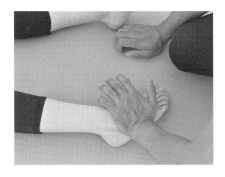

アクション
内側へ押し込むように押します。

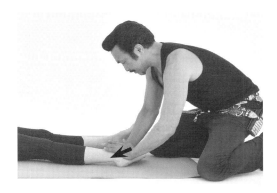

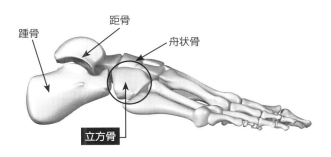

足の骨　　外側面

踵骨　　距骨　　舟状骨　　立方骨

足関節 〈全体〉

ねらい

どの骨がズレても互いに影響する足根部を矯正し整えます。

セット

片手を足根部分にあてます。

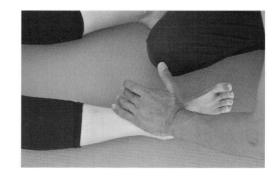

アクション

足根骨を内側へ押し込むように押してゆるめます。

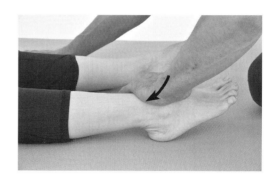

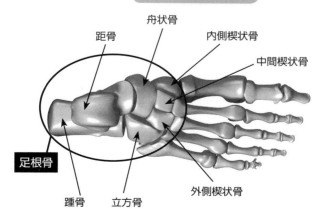

足の骨　上面

距骨、舟状骨、内側楔状骨、中間楔状骨、外側楔状骨、立方骨、踵骨、足根骨

足根部分とは

距骨、踵骨、舟状骨、楔状骨（内・外・中）、立方骨の7個からなる骨の部分。

外反母趾

ねらい
外反母趾となり飛び出した第1中足趾関節を矯正します。

セット
片手を第1中足趾節関節にあてます。

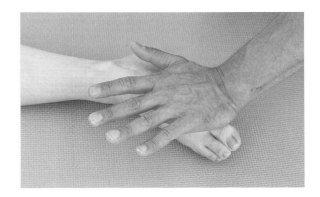

アクション
押し込むように押します。

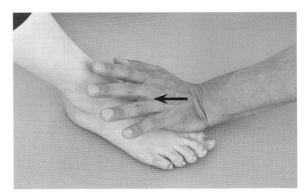

足の関節　背部

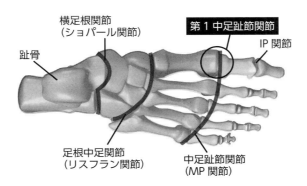

内反小趾

ねらい

内反小趾となり飛び出した第5中足趾関節を矯正します。

セット

片手を第5中足趾節関節にあてます。

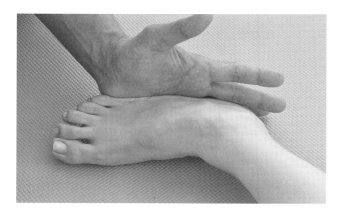

アクション

押し込むように押します。

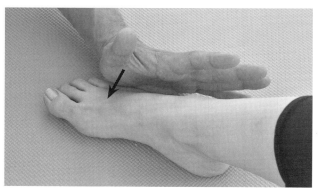

足の関節　背部

- 第5中足趾節関節
- 足根中足関節（リスフラン関節）
- IP関節
- 中足趾節関節（MP関節）
- 横足根関節（ショパール関節）

肩鎖関節

ねらい
代償姿勢内側により巻き込んだ肩鎖関節を矯正します。

セット
片手を肩甲骨の下に滑り込ませ持ち上げ、肩と床の間に空間を作ります。もう片方の手を肩鎖関節の肩側にあてます。

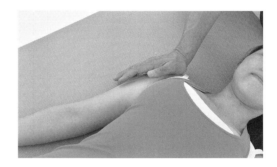

アクション
肩鎖関節を外旋位に開くように押します。

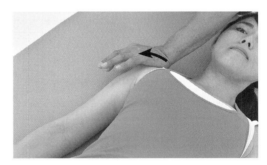

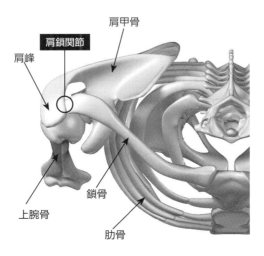

肩鎖関節　上面

肩甲骨
肩鎖関節
肩峰
上腕骨
鎖骨
肋骨

肩甲上腕関節

ねらい

代償姿勢により外側と内旋位にズレた上腕骨骨頭を矯正します。

セット

片手を肩甲骨の下に滑り込ませ持ち上げ、肩と床の間に空間を作ります。もう片方の手を大結節の約3センチ下にあてます。

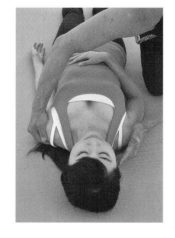

アクション

上腕骨を関節窩に押し込むように押します。

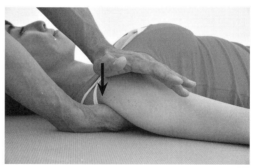

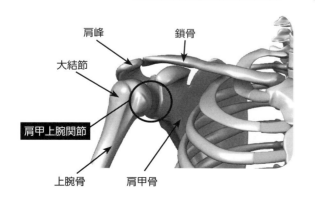

肩甲上腕関節（肩関節）

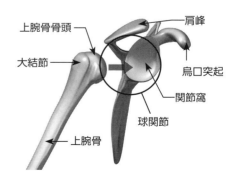

肩甲骨と上腕骨は球関節

烏口突起・円錐靭帯・菱形靭帯

ねらい
拘縮した円錐靭帯・菱形靭帯をゆるめます。

セット
片手を肩甲骨の下に滑り込ませ持ち上げ、肩と床の間に空間を作ります。もう片方の手を烏口突起にあてます。

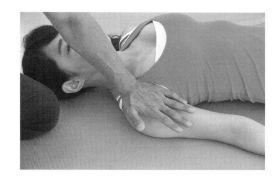

アクション
烏口突起を押し込むように押します。

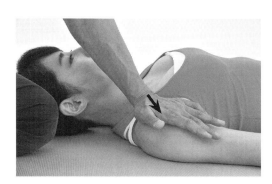

肩関節の靭帯

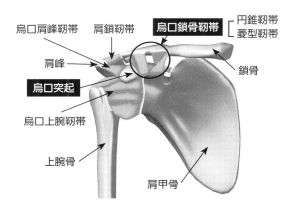

胸鎖関節

ねらい

代償姿勢により内側へ押し込まれた鎖骨を矯正します。

セット

片手は肩鎖関節を開くように肩峰を上から押さえます。もう片方の手は胸鎖関節の鎖骨側にあてます。

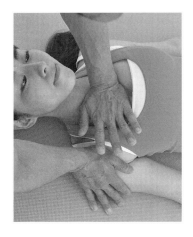

アクション

鎖骨を開くように押します。

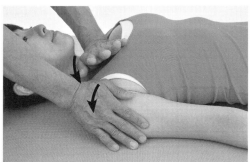

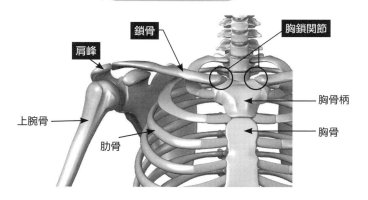

胸鎖関節

胸肋関節

ねらい
代償姿勢により内側へ押し込まれた肋骨を矯正します。

セット
片手は肩鎖関節を開くように肩峰を上から押さえます。もう片方の手は胸肋関節の肋骨側にあてます。

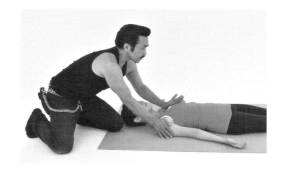

アクション
肋骨を開くように押します。

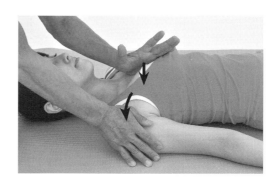

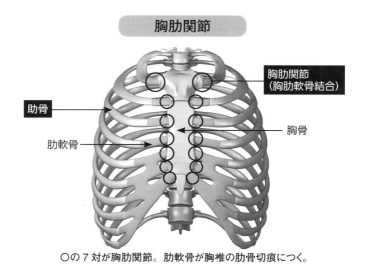

○の7対が胸肋関節。肋軟骨が胸椎の肋骨切痕につく。

肘関節 〈腕橈関節〉

ねらい

拘縮した腕橈関節をゆるめます。

セット

片手を腕橈関節にあてます。

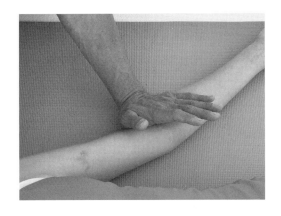

アクション

腕橈関節を開くように橈骨を引き下げながらこねてゆるめます。

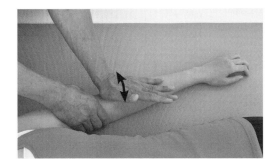

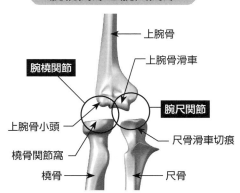

腕橈関節と腕尺関節

肘関節 〈腕尺関節〉

ねらい
拘縮した腕尺関節をゆるめます。

セット
片手を腕尺関節にあてます。

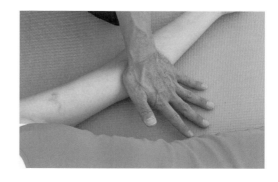

アクション
腕尺関節を開くように尺骨を引き下げながらこねてゆるめます。

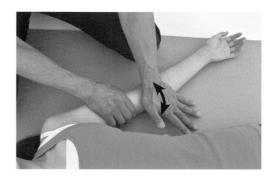

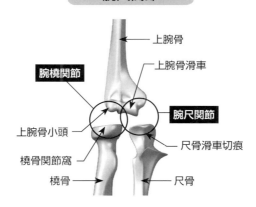

手関節

ねらい
拘縮した手関節を手根骨を押し込みながらゆるめます。

セット
片手を手根部分にあてます。

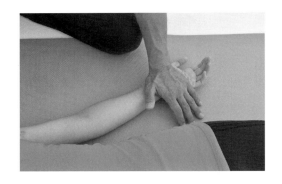

アクション
手根骨をこねてゆるめます。

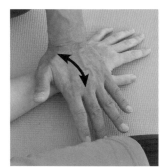
背側

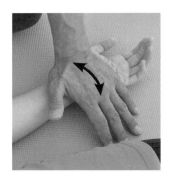
掌側

 手根骨　背側

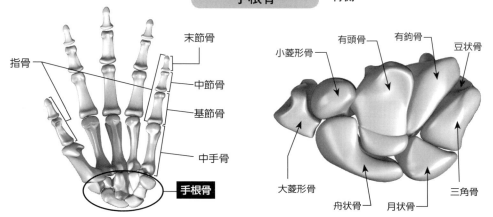

指関節

ねらい
拘縮した指関節をゆるめます。

セット
片手を指関節にあてます。

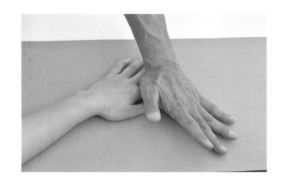

アクション
指関節をこねてゆるめます。

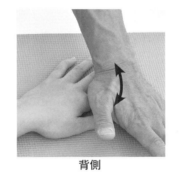

背側　　　　　　掌側

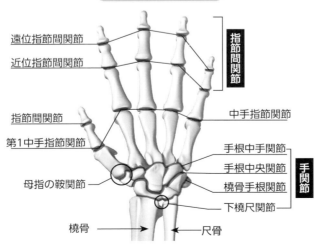

右手指の関節　背部

- 遠位指節間関節
- 近位指節間関節
- 指節間関節
- 第1中手指節関節
- 母指の鞍関節
- 中手指節関節
- 手根中手関節
- 手根中央関節
- 橈骨手根関節
- 下橈尺関節
- 橈骨
- 尺骨

指節間関節

手関節

顎関節

ねらい
拘縮した顎関節を矯正します。

セット
片手を下顎にあてます。

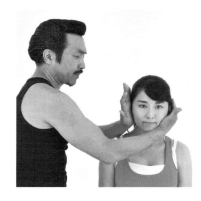

アクション
アルファベットの【L】字を描くように、下顎を引き下げながら前面へ押し出します。

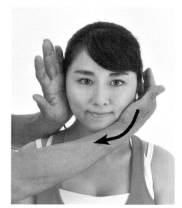

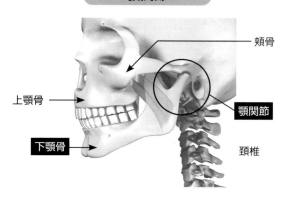

顎関節

頬骨
上顎骨
顎関節
下顎骨
頚椎

※顎関節症に関しては解剖学37ページを参照ください。

蝶形骨

ねらい
左右どちらかにズレた蝶形骨を矯正します。

セット
片手を蝶形骨にあてます。

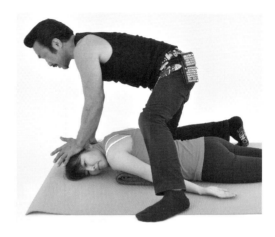

アクション
飛び出した側の蝶形骨を内側へ押し込みます。

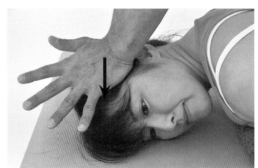

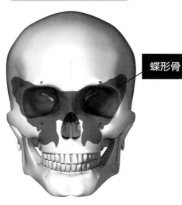

蝶形骨

※蝶形骨に関しては解剖学36ページを参照ください。

頭蓋骨

ねらい
蝶形骨・前頭骨・頭頂骨・側頭骨・後頭骨の関節面のズレを矯正します。

セット
手を蝶形骨・前頭骨・頭頂骨・側頭骨・後頭骨の関節面にあてます。

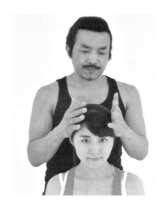

アクション
各関節面の段差が無くなるように出ている骨を押し込み矯正します。

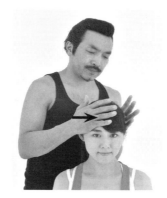
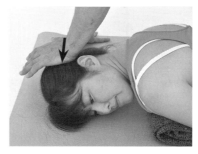

頭蓋骨

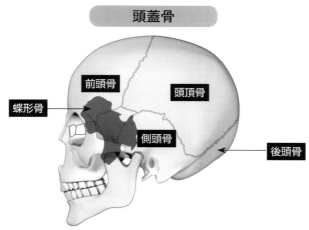

頚椎

ねらい
頚椎を症状の出ない状態に矯正します。

セット
環椎＝頚椎1番を矯正する際は、顎を引いてもらい頚椎1番に触れられる体制をとってもらいます。後方変位を矯正するときは、片手を頚椎の棘突起または後結節にあてます。左右の変位や捻転を矯正するときは、片手を頚椎の横突起にあてます。

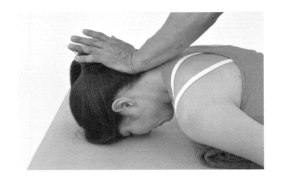

アクション
頚椎を理想的な位置に整えるように矯正します。

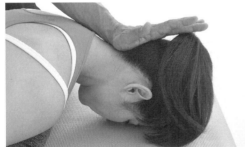

頚椎1番の矯正

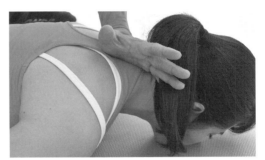

頚椎7番の矯正

頚椎
側面

頚椎1番
頚椎7番
横突起
棘突起
後結節
前結節

背側▶

注意
頚椎のズレの場合、神経の牽引理論のみではなく圧迫による症状も多く確認でき、骨のズレから脳幹ごとのズレなどで脳神経の伝導異常にパターンが無いこともあり、それぞれの主要症状が消えたかどうかで判断するしかありません。真っ直ぐ＝正しいと言うことにはなりません。

第3章 フリーウェイト

ベンチプレス　バーベル

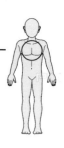

グリップ
スタンダード

部位
大胸筋

ねらい
大胸筋を鍛える基本種目。高重量をが扱え、上半身前面を複合的に刺激します。

セット

ベンチに仰向けになり頭・肩・殿部・右足・左足の5ヵ所を接地させます。背中を反らしてアーチを作った状態で、バーベルを肩甲上腕関節上で保持します。

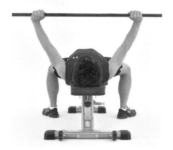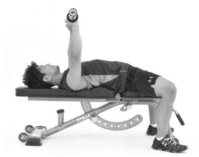

上腕が床と平行の状態で肘を直角に曲げる。その幅の延長線上で握る

アクション1

肘を横に張り出すようにして胸のトップにバーベルを下ろします。

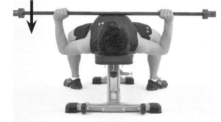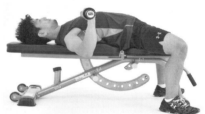

アクション2

肩甲骨を寄せ、胸を張り、背中のアーチを維持したままバーベルを押し上げます。

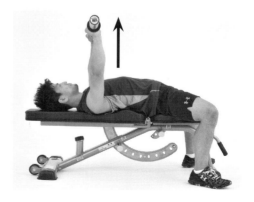

グリップ	部位	ねらい
ワイド	大胸筋	ワイドで握ることで大胸筋がよりストレッチされます。大胸筋外側部を刺激します。

セット

ベンチに仰向けになり頭・肩・臀部・右足・左足の5ヵ所を接地させます。背中を反らしてアーチを作った状態で、バーベルを肩甲上腕関節上で保持します。

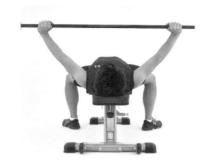

肩幅の約2倍の幅で握る

アクション1

肘を横に張り出すようにして胸のトップにバーベルを下ろします。

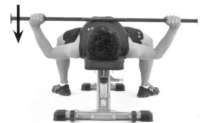 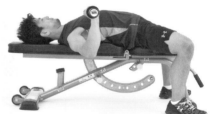

アクション2

肩甲骨を寄せ、胸を張り、背中のアーチを維持したままバーベルを押し上げます。

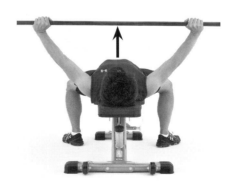

グリップ	部位	ねらい
ナロウ	大胸筋	ナロウで握ることで、ベンチプレスよりも大胸筋が収縮されます。大胸筋内側部、上腕三頭筋を刺激します。

セット

ベンチに仰向けになり頭・肩・殿部・右足・左足の5ヵ所を接地させます。背中を反らしてアーチを作った状態で、バーベルを肩甲上腕関節上で保持します。

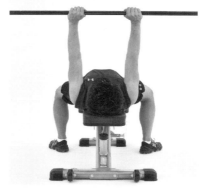

肩幅でグリップを握る

アクション1

肘を横に張り出すようにして胸のトップにバーベルを下ろします。

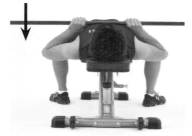 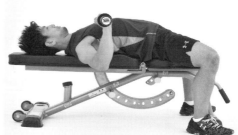

アクション2

肩甲骨を寄せ、胸を張り、背中のアーチを維持したままバーベルを押し上げます。

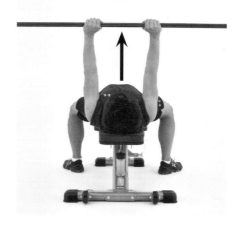

グリップ	部位	ねらい
クローズ	大胸筋	完全なクローズグリップで握ることでバランスがとりづらくなり、関節の安定性を強化できます。

セット

ベンチに仰向けになり頭・肩・殿部・右足・左足の5ヵ所を接地させる。背中を反らしてアーチを作った状態で、バーベルを肩甲上腕関節上で保持します。

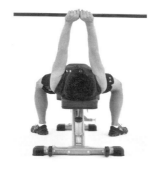
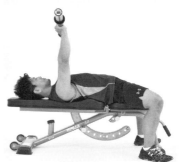

両手を合わせて握る

アクション1

肘を横に張り出すようにして胸のトップにバーベルを下ろします。

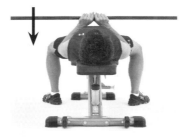
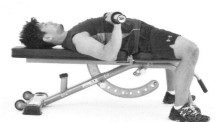

アクション2

肩甲骨を寄せ、胸を張り、背中のアーチを維持したままバーベルを押し上げます。

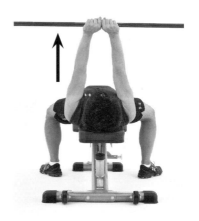

インクラインベンチプレス　バーベル

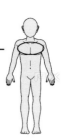

グリップ
スタンダード

部位
大胸筋上部

ねらい
インクラインにすることで、大胸筋上部を刺激します。

セット

ベンチを30度ほど傾け仰向けになり、頭・肩・殿部・右足・左足の5ヵ所を接地させます。背中を反らしてアーチを作った状態で、バーベルを肩甲上腕関節上で保持します。

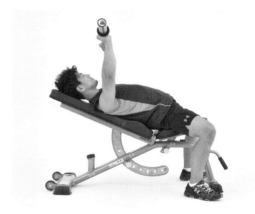

上腕が床と平行の状態で肘を直角に曲げる。その幅の延長線上で握る

アクション1

肘を横に張り出すようにして胸の上部にバーベルを下ろします。

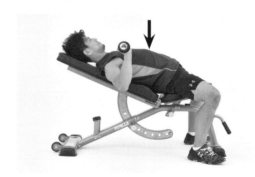

アクション2

肩甲骨を寄せ、胸を張り、背中のアーチを維持したままバーベルを押し上げます。

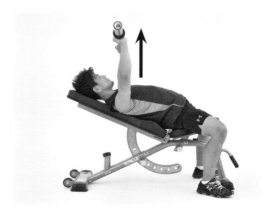

デクラインベンチプレス

バーベル

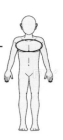

グリップ
スタンダード

部位
大胸筋下部

ねらい
デクラインにすることで、大胸筋下部を刺激します。

セット
ベンチの上で両膝を曲げ仰向けになり頭・肩・右足・左足の4ヵ所を接地させます。股関節の角度をフラットにするようにお尻を浮かせ、背中を反らしてアーチを作った状態で、バーベルを肩甲上腕関節上で保持します。

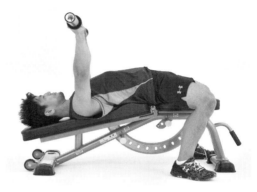

上腕が床と平行の状態で肘を直角に曲げる。その幅の延長線上で握る

アクション1
肘を横に張り出すようにして胸の下部にバーベルを下ろします。

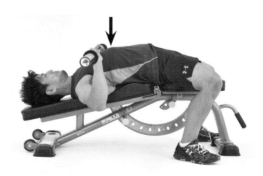

アクション2
肩甲骨を寄せ、胸を張り、背中のアーチを維持したままバーベルを押し上げます。

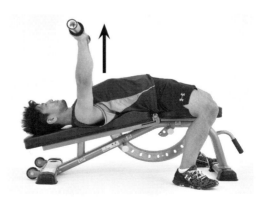

ダンベルプレス　**ダンベル**

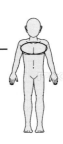

部位
大胸筋

ねらい
ダンベルを使うことで広い可動域で刺激します。また前腕を床と常に垂直に保つことで大胸筋をほぼ単体で刺激します。

セット
ベンチに仰向けになり頭・肩・殿部・右足・左足の5ヵ所を接地させます。背中を反らしてアーチを作った状態で、ダンベルを肩甲上腕関節上で保持します。

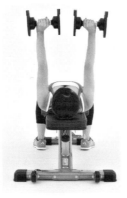
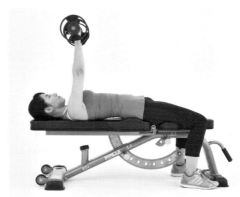

アクション1
前腕は床に垂直のまま肘を曲げ、大胸筋のストレッチを感じながらダンベルを下ろします。

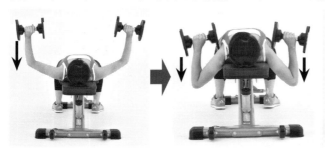
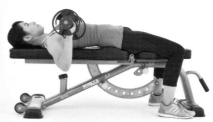

アクション2
肩甲骨を寄せ、胸を張り、背中のアーチを維持したままダンベルを押し上げます。

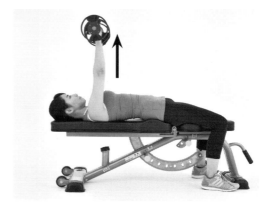

インクラインダンベルプレス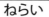

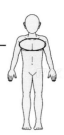

部位
大胸筋上部

ねらい
インクラインにすることで、大胸筋上部を刺激します。

セット
ベンチの頭側を30度ほど高くし角度をつけます。ベンチに仰向けになり頭・肩・殿部・右足・左足の5ヵ所を接地させます。背中を反らしてアーチを作った状態で、ダンベルを肩甲上腕関節上で保持します。

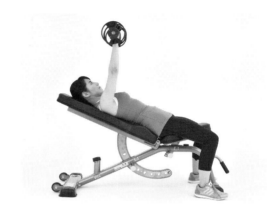

アクション1
前腕は床に垂直のまま肘を曲げ、大胸筋上部のストレッチを感じながらダンベルを下ろします。

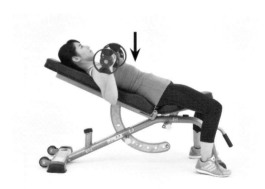

アクション2
肩甲骨を寄せ、胸を張り、背中のアーチを維持したままダンベルを押し上げます。

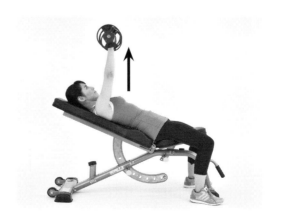

デクラインダンベルプレス

ダンベル

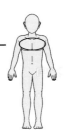

部位
大胸筋下部

ねらい
デクラインにすることで、大胸筋下部を刺激します。

セット
ベンチの上で両膝を曲げ仰向けになり頭・肩・右足・左足の4ヵ所を接地させます。股関節の角度をフラットにするようにお尻を浮かせ、背中を反らしてアーチを作った状態で、ダンベルを肩甲上腕関節上で保持します。

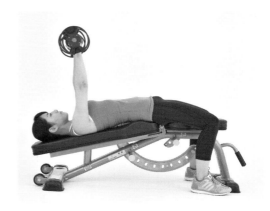

アクション1
前腕は床に垂直のまま肘を曲げ、大胸筋下部のストレッチを感じながらダンベルを下ろします。

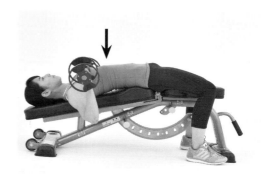

アクション2
肩甲骨を寄せ、胸を張り、背中のアーチを維持したままダンベルを押し上げます。

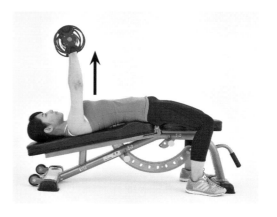

ダンベルフライ　ダンベル

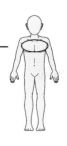

部位
大胸筋

ねらい
肘をあまり曲げずに行うことで、ストレッチポジションでの負荷を高めます。

セット
ベンチに仰向けになり頭・肩・殿部・右足・左足の5ヵ所を接地させます。背中を反らしてアーチを作った状態で、ダンベルを肩甲上腕関節上で保持します。

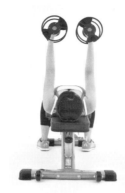
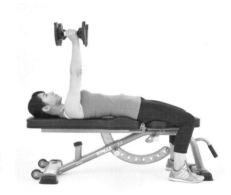

アクション1
肘を軽く曲げ、胸を開くようにダンベルを下ろします。

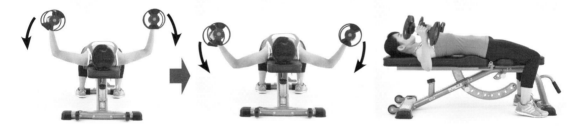

アクション2
肩甲骨を寄せ、胸を張り、背中のアーチを維持したままダンベルを押し上げます。

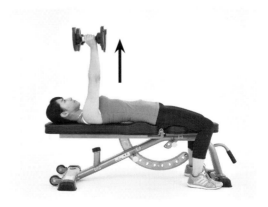

インクラインダンベルフライ

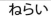 ダンベル

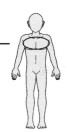

部位

大胸筋上部

ねらい

インクラインにすることで、大胸筋上部を刺激します。

セット

ベンチの頭側を30度ほど高くし角度をつけます。ベンチに仰向けになり頭・肩・殿部・右足・左足の5ヵ所を接地させます。背中を反らしてアーチを作った状態で、ダンベルを肩甲上腕関節上で保持します。

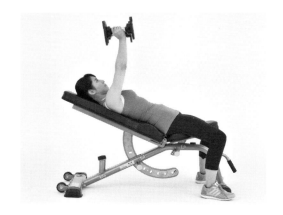

アクション1

肘を軽く曲げ、胸の上部を開くようにダンベルを下ろします。

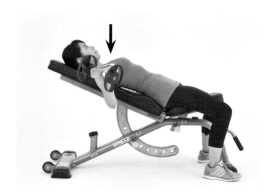

アクション2

肩甲骨を寄せ、胸を張り、背中のアーチを維持したままダンベルを押し上げます。

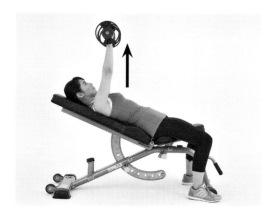

デクラインダンベルフライ

ダンベル

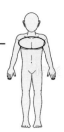

部位
大胸筋下部

ねらい
デクラインにすることで、大胸筋下部を刺激します。

セット
ベンチの上で両膝を曲げ仰向けになり頭・肩・右足・左足の4ヵ所を接地させます。股関節の角度をフラットにするようにお尻を浮かせ、背中を反らしてアーチを作った状態で、ダンベルを肩甲上腕関節上で保持します。

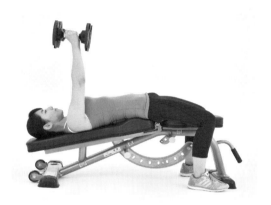

アクション1
肘を軽く曲げ、胸の下部を開くようにダンベルを下ろします。

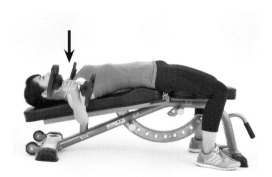

アクション2
肩甲骨を寄せ、胸を張り、背中のアーチを維持したままダンベルを押し上げます。

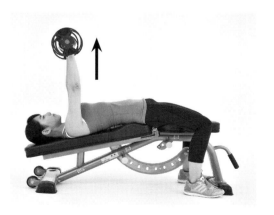

ベントオーバーローイング

バーベル

部位
広背筋・僧帽筋中部

ねらい
上背部を鍛える基本種目。背中の筋肉を複合的に刺激します。

グリップ
スタンダード

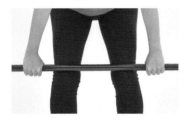

肩幅よりやや広めに握る

セット
スタンスは肩幅に開き、膝を軽く曲げます。背骨のアーチを維持したまま股関節を屈曲させて上体を前傾させます。

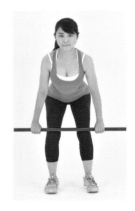

アクション1
肩甲骨を寄せながら腹部に向けてバーベルを引き上げます。

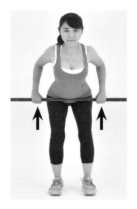
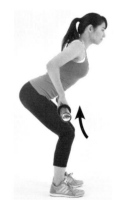

アクション2
背中のアーチを維持したままバーベルを元の位置へ戻します。

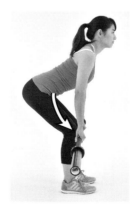

ダンベル

部位
広背筋・僧帽筋中部

ねらい
ダンベルを使うことで筋繊維の走行に合わせた動きが可能となり、対象の筋肉への刺激を高めます。

グリップ
肩の真下

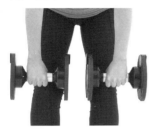

セット
スタンスは肩幅に開き、膝を軽く曲げます。背骨のアーチを維持したまま股関節を屈曲させて上体を前傾させます。

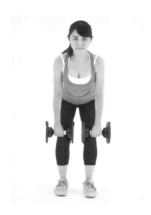

アクション1
前腕は常に床と垂直にし、肩甲骨を寄せながらダンベルを引き上げます。

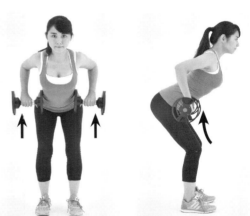

アクション2
背中のアーチを維持したままダンベルを元の位置へ戻します。

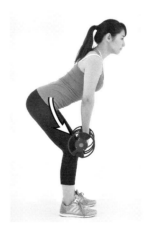

ベントオーバーハイエルボーローイング

バーベル

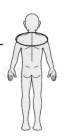

部位
菱形筋・僧帽筋中部

ねらい
ワイドで握ることで上背部の刺激を高めます。

グリップ
ワイド

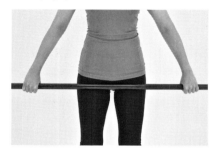

肩幅の約2倍の幅で握る

セット
スタンスは肩幅に開き、膝を軽く曲げる。背骨のアーチを維持したまま股関節を屈曲させて上体を前傾させます。

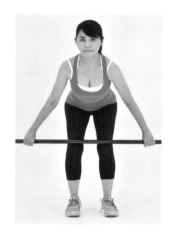

アクション1
肩甲骨を寄せながら胸の下部に向けてバーベルを引き上げます。

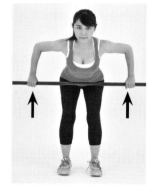
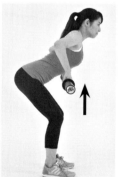

アクション2
背中のアーチを維持したままバーベルを元の位置へ戻します。

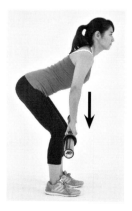

ダンベル

部位
菱形筋・僧帽筋中部

ねらい
ダンベルを使うことで筋繊維の走行に合わせた動きが可能となり、対象の筋肉への刺激を高めます。

グリップ
肩の真下

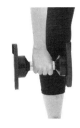
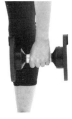

セット
スタンスは肩幅に開き、膝を軽く曲げる。背骨のアーチを維持したまま股関節を屈曲させて上体を前傾させます。

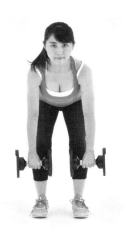

アクション1
前腕は常に床と垂直にし、肩甲骨を寄せながらダンベルを引き上げます。

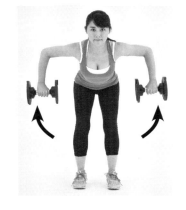
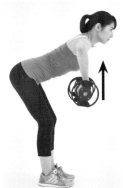

アクション2
背中のアーチを維持したままダンベルを元の位置へ戻します。

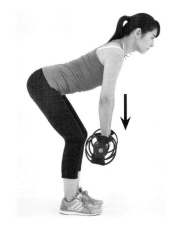

DY ローイング

バーベル

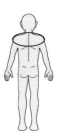

部位
広背筋・僧帽筋下部

ねらい
逆手で握ることで下背部の刺激を高めます。

グリップ
スタンダード

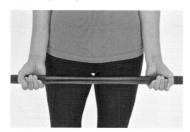

肩幅よりやや広めに握る

セット
スタンスは肩幅に開き、膝を軽く曲げます。背骨のアーチを維持したまま股関節を屈曲させて上体を前傾させます。

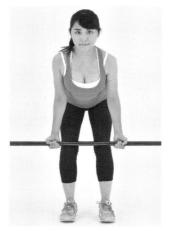

アクション1
肩甲骨を寄せながら腹部に向けてバーベルを引き上げます。

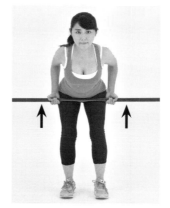
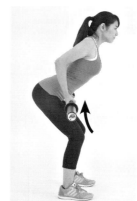

アクション2
背中のアーチを維持したままバーベルを元の位置へ戻します。

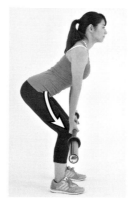

ダンベル

部位
広背筋・僧帽筋下部

ねらい
ダンベルを使うことで筋繊維の走行に合わせた動きが可能となり、対象の筋肉への刺激を高めます。

グリップ
肩の真下

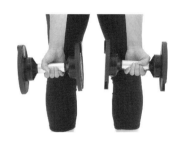

セット
スタンスは肩幅に開き、膝を軽く曲げる。背骨のアーチを維持したまま股関節を屈曲させて上体を前傾させます。

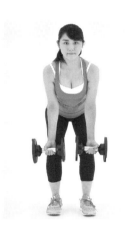

アクション1
前腕は常に床と垂直にし、肩甲骨を寄せながらダンベルを引き上げます。

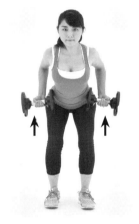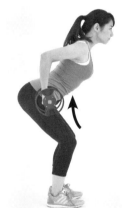

アクション2
背中のアーチを維持したままダンベルを元の位置へ戻します。

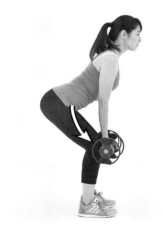

ワンハンドローイング　ダンベル

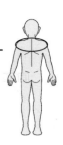

部位
広背筋・僧帽筋中部

ねらい
片手で行うことで広い可動域で刺激します。

セット
ベンチに片側の手と膝を曲げた状態で足を乗せます。もう片方の手でダンベルを持ち、肩甲骨を外転させます。

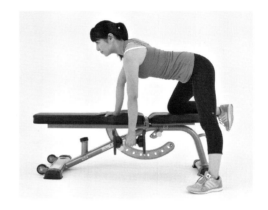

アクション1
前腕は常に床と垂直にし、肩甲骨を内転させながらダンベルを引き上げます。

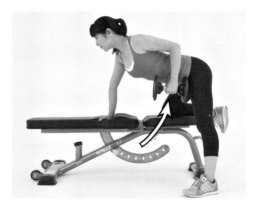

アクション2
徐々に肩甲骨を外転させながら、ダンベルを元の位置へ戻します。

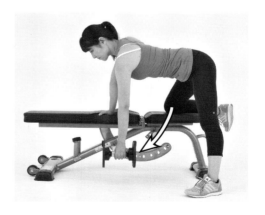

ワンハンドハイエルボーローイング　ダンベル

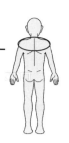

部位
菱形筋・僧帽筋中部

ねらい
片手で行うことで広い可動域で刺激します。

セット
ベンチに片側の手と膝を曲げた状態で足を乗せます。もう片方の手でダンベルを持ち、肩甲骨を外転させます。

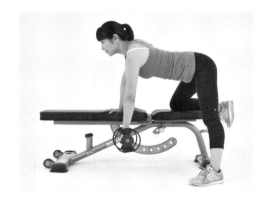

アクション1
前腕は常に床と垂直にし、肩甲骨を内転させながらダンベルを引き上げます。

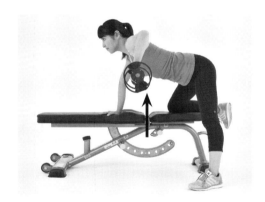

アクション2
徐々に肩甲骨を外転させながら、ダンベルを元の位置へ戻します。

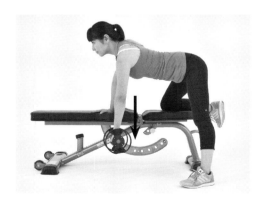

Tバーローイング　バーベル

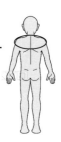

部位
広背筋・僧帽筋中部

ねらい
前傾姿勢が容易にでき、意識性を高めます。

セット
バーベルにまたがり、スタンスを肩幅に開き、膝を軽く曲げます。背骨のアーチを維持したまま股関節を屈曲させて上体を前傾させます。

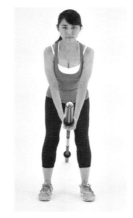 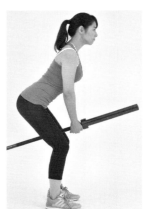

アクション1
肩甲骨を寄せながら腹部に向けてバーベルを引き上げます。

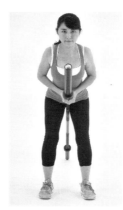 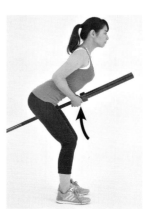

アクション2
背中のアーチを維持したままバーベルを元の位置へ戻します。

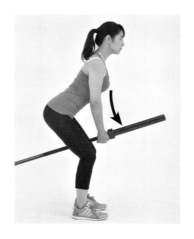

シュラッグ　バーベル　ダンベル

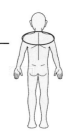

グリップ

スタンダード　肩幅よりやや広めを握る

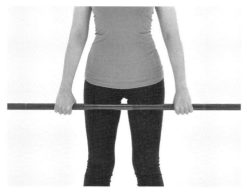

バーベル

肩の真下で握る

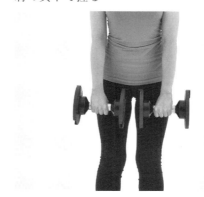

ダンベル

ワイド　肩幅の約2倍で握る

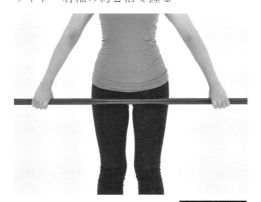

バーベル

ナロウ　肩幅の幅で握る

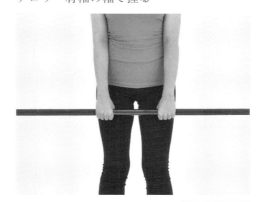

バーベル

〈グリップ〉スタンダード —— バーベル

部位	ねらい
僧帽筋上部・中部	肩甲骨大きく動かすことで肩甲骨周りの筋肉を複合的に刺激します。

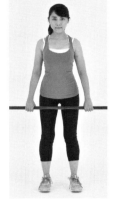
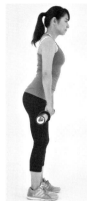

セット

スタンスを肩幅に開きます。背中のアーチを維持したまま上体を軽く前傾させます。

アクション1

肘は伸ばしたまま肩をすくめるようにしてバーベルを引き上げます。

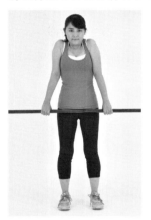
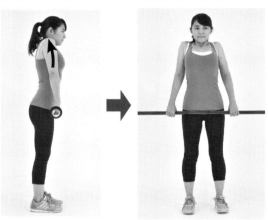
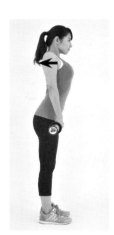

アクション2

徐々に肩甲骨を下制させながらバーベルを元の位置に戻します。

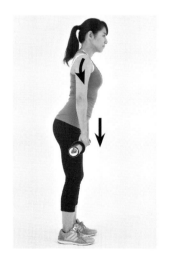

〈グリップ〉肩の真下 ------ ダンベル

部位
僧帽筋上部・中部

ねらい
ダンベルを使うことで筋繊維の走行に合わせた動きが可能となり、対象の筋肉への刺激を高めます。

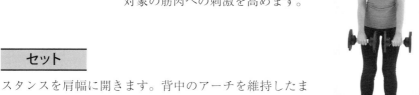

セット
スタンスを肩幅に開きます。背中のアーチを維持したまま上体を軽く前傾さます。

アクション1
肘は伸ばしたまま肩をすくめるようにしてダンベルを引き上げます。

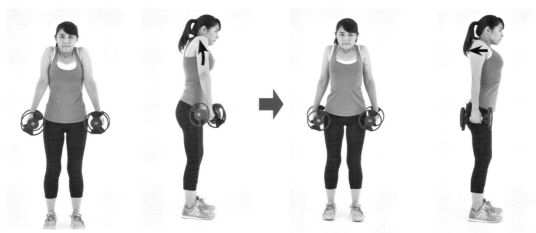

アクション2
徐々に肩甲骨を下制させながらダンベルを元の位置に戻します。

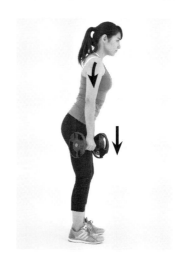

〈グリップ〉ワイド

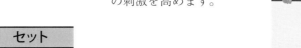バーベル

部位
僧帽筋上部・中部

ねらい
ワイドにすることでフィニッシュポジションの可動域を広げ、僧帽筋のコントラクトポジションでの刺激を高めます。

セット
スタンスを肩幅に開く。背中のアーチを維持したまま上体を軽く前傾させます。

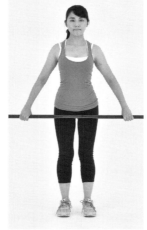
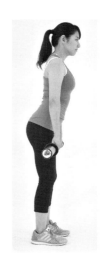

アクション1
肘は伸ばしたまま肩をすくめるようにしてバーベルを引き上げます。

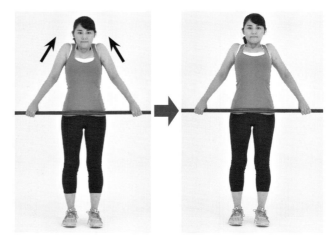

アクション2
徐々に肩甲骨を下制させながらバーベルを元の位置に戻します。

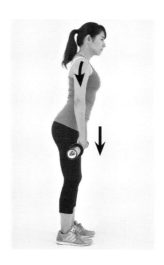

〈グリップ〉ナロウ　バーベル

部位
僧帽筋上部・中部

ねらい
ナロウにすることでスタートポジションの可動域を広げ、僧帽筋のストレッチポジションでの刺激を高めます。

セット
スタンスを肩幅に開く。背中のアーチを維持したまま上体を軽く前傾させます。

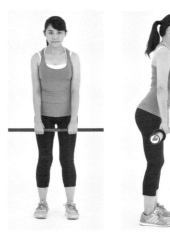

アクション1
肘は伸ばしたまま肩をすくめるようにしてバーベルを引き上げます。

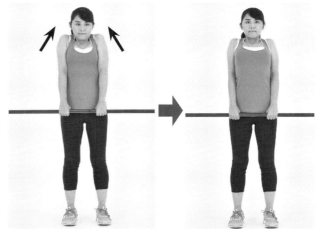

アクション2
徐々に肩甲骨を下制させながらバーベルを元の位置に戻します。

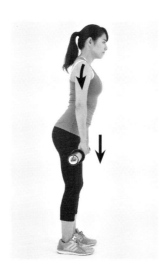

プルオーバー

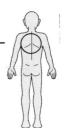

部位
広背筋・大円筋

ねらい
上半身の外郭を刺激する。大胸筋も協働筋として動員されます。

バーベル

セット
ベンチに垂直に仰向けになり両肩を乗せ、肩甲上腕関節上でバーベルを持ちます。

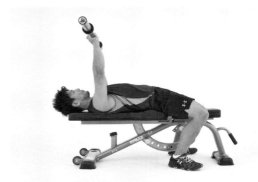

肩幅よりやや広めで握る

アクション1
肘を軽く曲げバーベルを頭上に下ろします。

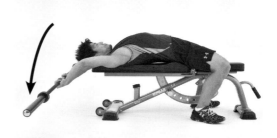

アクション2
胸を張り、背中のアーチを維持したままバーベルを元の位置へ戻します。

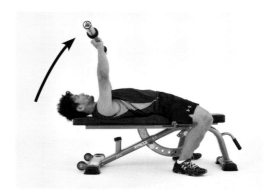

ダンベル

セット

ベンチに垂直に仰向けになり両肩を乗せ、肩甲上腕関節上で両手でダンベルを持ちます。

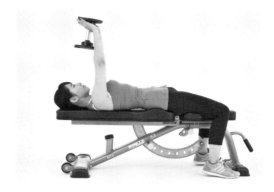

アクション1

肘を軽く曲げダンベルを頭上に下ろします。

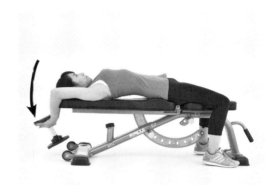

アクション2

胸を張り、背中のアーチを維持したままダンベルを元の位置へ戻します。

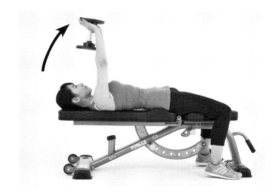

スクワット

〈スタンス〉スタンダード

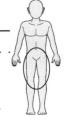

部位
大腿四頭筋・大殿筋

ねらい
下半身を鍛える基本種目。下半身の筋肉を複合的に刺激します。

セット
胸を張り背骨のアーチを維持したまま重りを担ぎます。つま先はやや外側に向けます。

アクション1
背骨のアーチを維持したままお尻を後方に突き出し、膝はつま先と同じ方向を向けながらしゃがみます。

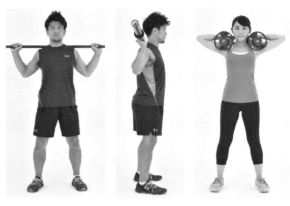

肩幅よりやや広めのスタンスで立つ

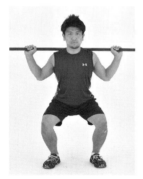 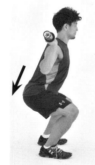 →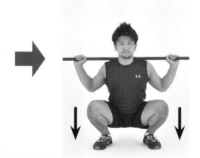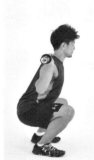

バーベル

アクション2
足の裏で床を押しながら元の位置へ戻ります。

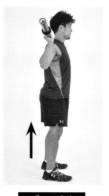

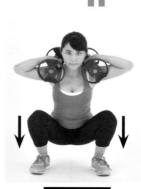

バーベル　　ダンベル

〈スタンス〉ワイド　　　バーベル

部位
大腿四頭筋・大殿筋

ねらい
ワイドにすることで内転筋群の刺激を高めます。

セット
胸を張り背骨のアーチを維持したまま重りを担ぎます。つま先は大きく外側に向けます。

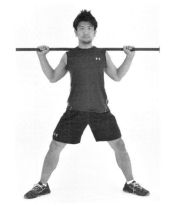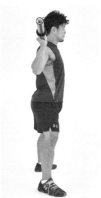

肩幅の約2倍のスタンスで立つ

アクション1
背骨のアーチを維持したままお尻を後方に突き出し、膝はつま先と同じ方向を向けながらしゃがみます。

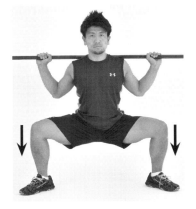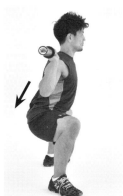

アクション2
足の裏で床を押しながら元の位置へ戻ります。

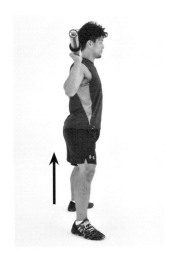

|第3章| フリーウェイト

〈スタンス〉ナロウ

バーベル

部位
大腿四頭筋・大殿筋

ねらい
ナロウにすることで、大腿四頭筋の刺激を高めます。

セット
胸を張り背骨のアーチを維持したまま重りを担ぎます。つま先はほぼ正面に向けます。

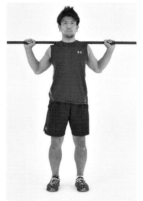
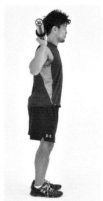

腰幅のスタンスで立つ

アクション1
背骨のアーチを維持したままお尻を後方に突き出し、膝はつま先と同じ方向を向けながらしゃがみます。

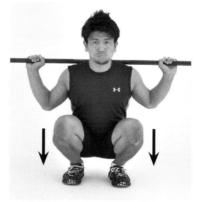
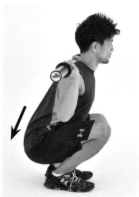

アクション2
足の裏で床を押しながら元の位置へ戻ります。

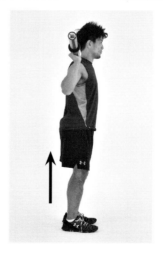

〈スタンス〉クローズ ------- バーベル -------

部位
大腿四頭筋・大殿筋

ねらい
完全なクローズにすることでバランスがとりづらくなり、関節の安定性を強化できます。また外側広筋への刺激を高めます。

セット
胸を張り背骨のアーチを維持したまま重りを担ぎます。つま先は正面に向けます。

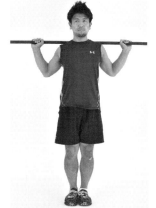
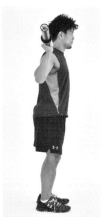

足を合わせて立つ

アクション1
背骨のアーチを維持したままお尻を後方に突き出し、膝はつま先と同じ方向を向けながらしゃがみます。

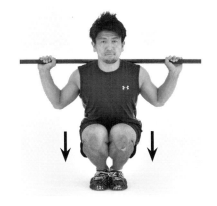
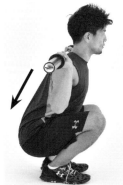

アクション2
足の裏で床を押しながら元の位置へ戻ります。

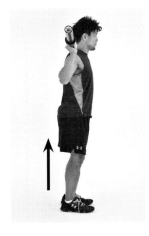

|第3章| フリーウェイト　　107

フロントスクワット　バーベル

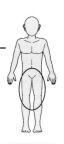

部位
大腿四頭筋・大殿筋

ねらい
つま先より膝を前方に出し、前傾姿勢を浅くすることで大腿四頭筋の刺激を高めます。

セット
胸を張り背骨のアーチを維持したまま重りを担ぎます。つま先はやや外側に向けます。

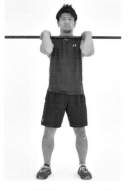
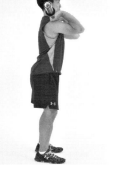

アクション1
背骨のアーチを維持したまま膝はつま先と同じ方向を向けながらしゃがみます。

肩幅よりやや広めのスタンスで立つ

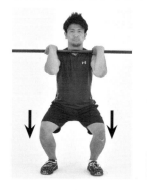
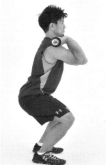
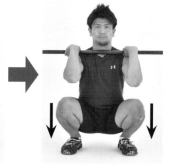
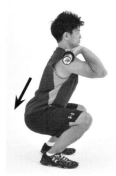

アクション2
足の裏で床を押しながら元の位置へ戻ります。

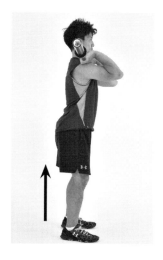

ブルガリアンスクワット

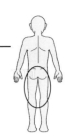

部位
大殿筋・ハムストリングス

ねらい
片足重心で行うことで、股関節・膝関節・足関節の安定性を強化できます。

セット
前足はつま先を正面に向けて立ちます。後ろ足はベンチに乗せ、胸を張り背骨のアーチを維持したまま重りを担ぐか持ちます。

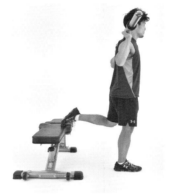
バーベル

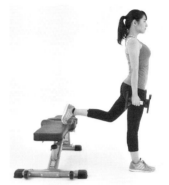
ダンベル

アクション1
背骨のアーチを維持したまま、前足支持でお尻を後方に突き出し、膝はつま先と同じ方向を向けながらしゃがみます。

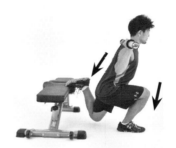
バーベル

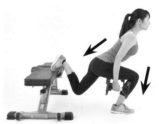
ダンベル

アクション2
前足の裏で床を押しながら元の位置へ戻ります。

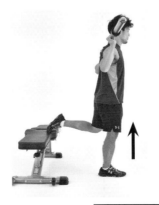
バーベル

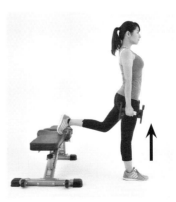
ダンベル

ランジ

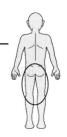

部位
大殿筋・ハムストリングス

ねらい
下半身後面を鍛える基本種目。下半身の筋肉を複合的に刺激します。

セット
胸を張り背骨のアーチを維持したまま、つま先は正面を向け腰幅のスタンスで重りを担ぐか持ちます。足を前後に大きく開き、後ろ足は踵を浮かせます。

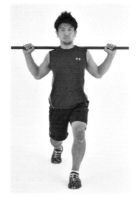
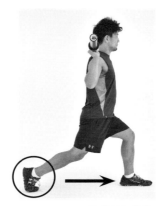

バーベル

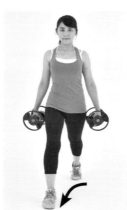

ダンベル

アクション1
背骨のアーチを維持したまま、両膝が直角に曲がるようにしゃがみます。

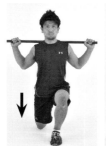
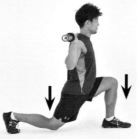

バーベル

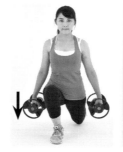
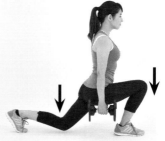

ダンベル

アクション2

足の裏で床を押しながら元の位置へ戻ります。

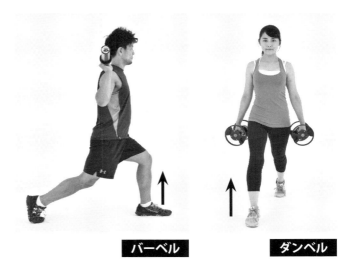

バーベル　　　ダンベル

NG

しゃがんだときに膝が内側に入らないようにします。

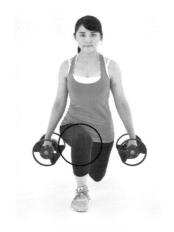

ダンベル

バックランジ　バーベル

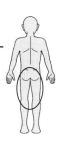

部位
大殿筋・ハムストリングス

ねらい
片足重心で行うことで、股関節・膝関節・足関節の安定性を強化できます。

セット
胸を張り背骨のアーチを維持したまま重りを担ぎます。腰幅のスタンスで、つま先は正面を向けます。

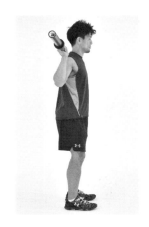

アクション1
片足に重心を置き支持したまま、もう片方の足を後方へ大きく下げ、しゃがみます。

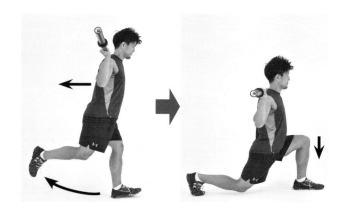

アクション2
前足の裏で床を押しながら元の位置へ戻ります。

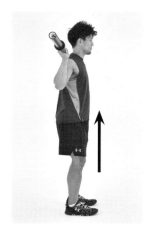

フロントランジ　バーベル

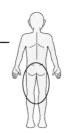

部位
大殿筋・ハムストリングス

ねらい
踏み込むことで瞬間的に負荷がかかるため、腱や靭帯を強化できます。

セット
胸を張り背骨のアーチを維持したまま重りを担ぎます。腰幅のスタンスで、つま先は正面を向けます。

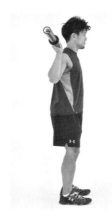

アクション1
片足を前に大きく踏み込み、しゃがみます。

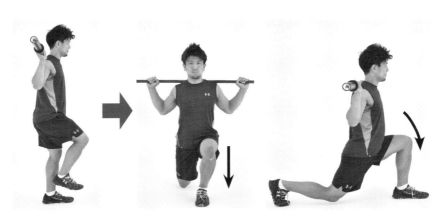

アクション2
前足の裏で床を蹴り元の位置へ戻ります。

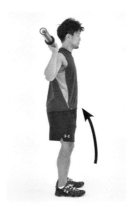

第3章　フリーウェイト

サイドランジ

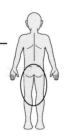

部位
大殿筋・ハムストリングス・内転筋群

ねらい
踏み込むことで瞬間的に負荷がかかるため、腱や靭帯を強化できます。

セット
胸を張り背骨のアーチを維持したまま重りを担ぐか持ちます。腰幅のスタンスで、つま先は正面を向けます。

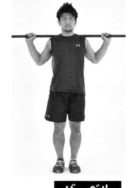

バーベル　ダンベル

アクション1
片足を横に大きく踏み込みます。つま先は大きく外側へ向け、膝はつま先と同じ方向を向けたまましゃがみます。

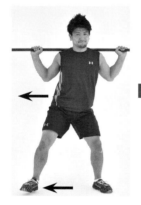
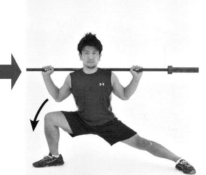
バーベル

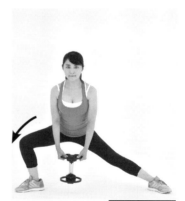
ダンベル

アクション2
踏み込んだ足の裏で床を蹴り元の位置へ戻ります。

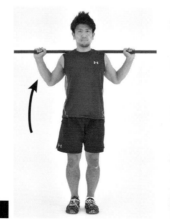
バーベル

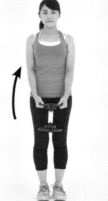
ダンベル

ランジウォーク　**ダンベル**

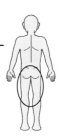

部位
大殿筋・ハムストリングス

ねらい
歩行動作において必要な筋力を複合的に強化できます。

セット
胸を張り背骨のアーチを維持したまま重りを持ちます。腰幅のスタンスで、つま先は正面を向けます。

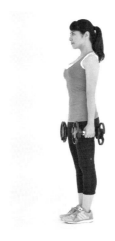

アクション1
片足を前に大きく踏み込み、しゃがみます。

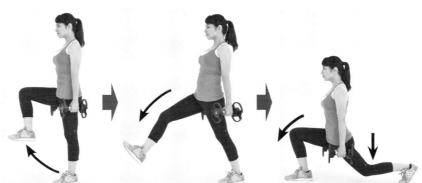

アクション2
踏み込んだ足の裏で床を押し立ち上がり、次の一歩を踏み出します。

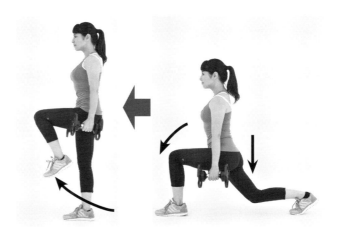

デッドリフト

〈スタンス〉スタンダード

部位
大殿筋・ハムストリングス・脊椎起立筋

ねらい
下半身を鍛える基本種目。下背部から下半身にかけて複合的に刺激します。

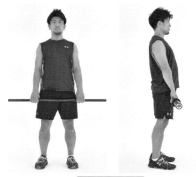

セット
胸を張り背骨のアーチを維持したまま重りを持ちます。つま先はやや外側に向けます。

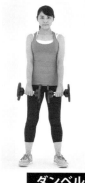
ダンベル　バーベル

アクション1
背骨のアーチを維持したまま、お尻を後方に突き出し、膝はつま先と同じ方向を向けながらしゃがみます。

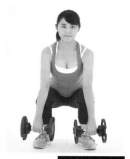
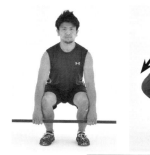
ダンベル　バーベル

アクション2
足の裏で床を押しながら元の位置へ戻ります。

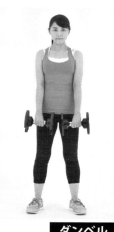

ダンベル　バーベル

〈スタンス〉ワイド

部位
大殿筋・ハムストリングス・脊椎起立筋

ねらい
ワイドにすることで大殿筋・ハムストリングス・内転筋群の刺激を高めます。

セット
胸を張り背骨のアーチを維持したまま重りを持ちます。つま先はやや外側に向けます。

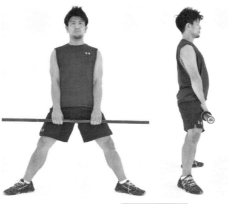
バーベル

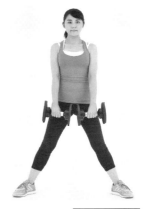
ダンベル

アクション1
背骨のアーチを維持したまま、お尻を後方に突き出し、膝はつま先と同じ方向を向けながらしゃがみます。

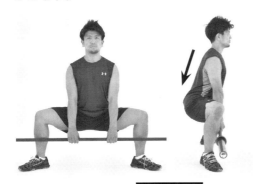
バーベル

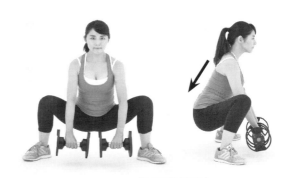
ダンベル

アクション2
足の裏で床を押しながら元の位置へ戻ります。

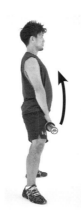
バーベル

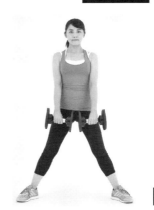
ダンベル

〈スタンス〉ナロウ

部位
大殿筋・ハムストリングス・脊椎起立筋群

ねらい
ナロウにすることで大腿四頭筋の刺激を高めます。

セット
胸を張り背骨のアーチを維持したまま重りを持ちます。つま先はほぼ正面に向けます。

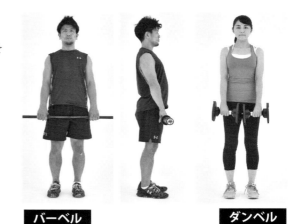

バーベル　　　　ダンベル

アクション1
背骨のアーチを維持したまま、お尻を後方に突き出し、膝はつま先と同じ方向を向けながらしゃがみます。

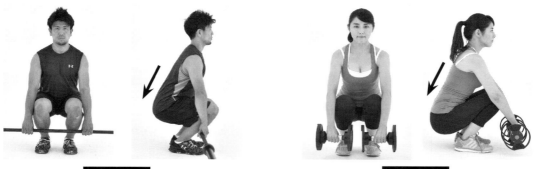

バーベル　　　　ダンベル

アクション2
足の裏で床を押しながら元の位置へ戻ります。

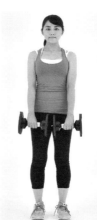 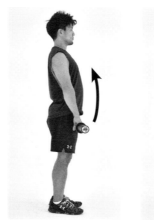

バーベル　　　　ダンベル

〈スタンス〉クローズ

部位
大殿筋・ハムストリングス・脊椎起立筋群

ねらい
完全なクローズにすることでバランスがとりづらくなり、関節の安定性を強化できます。また外側広筋への刺激を高めます。また外側広筋への刺激を高めます。

セット
胸を張り背骨のアーチを維持したまま重りを持ちます。つま先は正面に向けます。

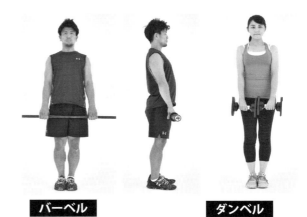

アクション1
背骨のアーチを維持したまま、お尻を後方に突き出し、膝はつま先と同じ方向を向けながらしゃがみます。

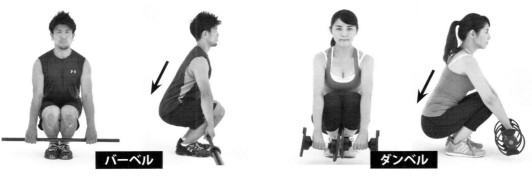

アクション2
足の裏で床を押しながら元の位置へ戻ります。

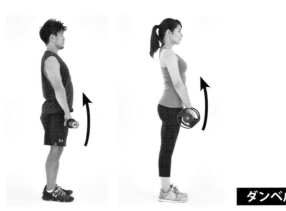

ルーマニアンデッドリフト

部位
大殿筋・ハムストリングス・脊椎起立筋

ねらい
主に股関節を動かすことで大殿筋の刺激を高めます。

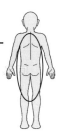

セット
胸を張り背骨のアーチを維持したまま重りを持ちます。つま先はほぼ正面に向けます。

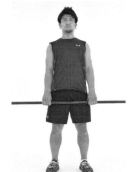
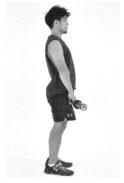
バーベル

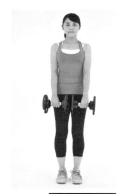
ダンベル

アクション1
背骨のアーチを維持したまま、膝は軽く曲げお尻を後方に突き出し、上体を前傾させます。

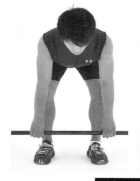
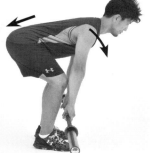
バーベル

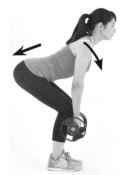
ダンベル

アクション2
元の位置へ戻ります。

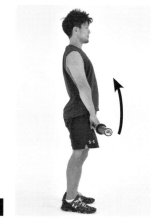
バーベル

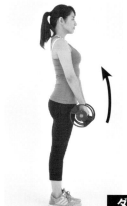
ダンベル

スティッフレッグドデッドリフト

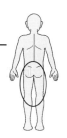

部位
大殿筋・ハムストリングス

ねらい
ハムストリングスのストレッチポジションでの刺激を高めます。

セット
胸を張り背骨のアーチを維持したまま重りを持ちます。つま先はほぼ正面に向けます。

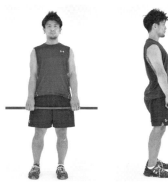
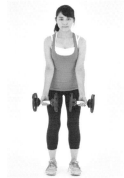

バーベル　　ダンベル

アクション1
背骨のアーチを維持したまま、お尻を後方に突き出し、上体を前傾させます。

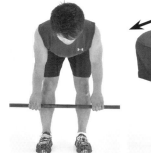
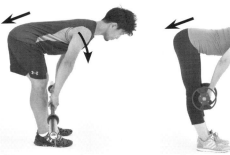

バーベル　　ダンベル

アクション2
元の位置へ戻ります。

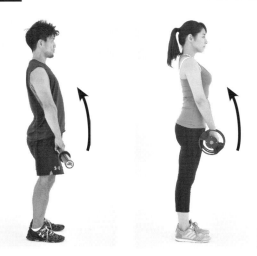

バーベル　　ダンベル

| 第3章 | フリーウェイト

グッドモーニング　バーベル

部位
大殿筋・ハムストリングス・
脊椎起立筋

ねらい
背骨のアーチの維持が容易にでき、意識性を高めます。

セット
胸を張り背骨のアーチを維持したまま重りを担ぎます。つま先はほぼ正面に向けます。

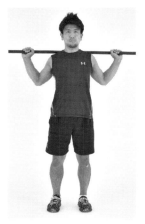
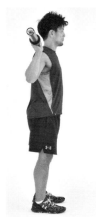

アクション1
背骨のアーチを維持したまま、お尻を後方に突き出し、上体を前傾させます。

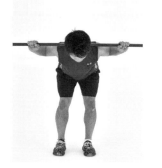
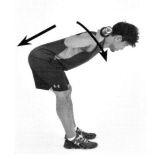

アクション2
元の位置へ戻ります。

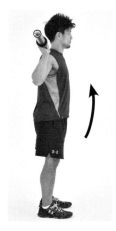

スタンディング・カーフレイズ

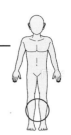

部位
腓腹筋・ヒラメ筋

ねらい
立って行うことで膝を伸ばし、腓腹筋を強く刺激します。

セット
胸を張り背骨のアーチを維持したまま重りを担ぐか持ちます。つま先はほぼ正面に向け、台の上に母指球部分を乗せたらかかとを最大限に下げます。

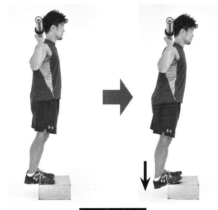
バーベル

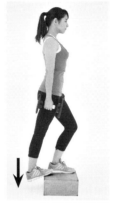
ダンベル

アクション1
母指球部分で台を押し、つま先立ちになります。

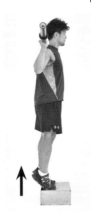
バーベル

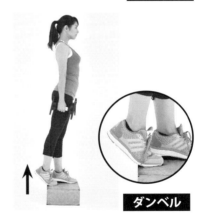
ダンベル

アクション2
元の位置へ戻ります。
※ダンベルのスタンディング・カーフイズも元に戻します。

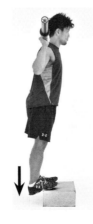

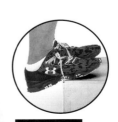
バーベル

シーテッド・カーフレイズ **ダンベル**

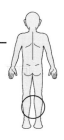

部位
腓腹筋・ヒラメ筋

ねらい
座って行うことで膝を曲げ、ヒラメ筋を強く刺激します。

セット
ベンチに座り、胸を張り背骨のアーチを維持したまま重りを膝の上に乗せます。つま先はほぼ正面に向け、台の上に母指球部分を乗せたらかかとを最大限に下げます。

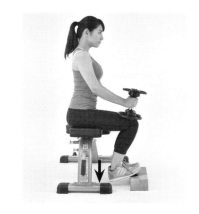

アクション1
母指球部分で台を押し、つま先立ちになります。

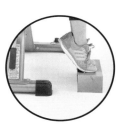
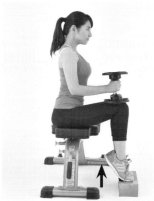

アクション2
元の位置へ戻ります。

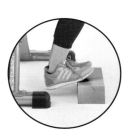
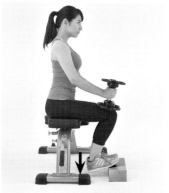

ショルダープレス

バーベル

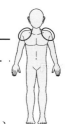

部位
三角筋

ねらい
三角筋を鍛える基本種目。高重量が扱え、肩回りの筋肉を複合的に刺激します。

セット
上腕が床と平行の状態で肘を直角に曲げます。その幅の延長線上でバーベルを持ちます。スタンスは肩幅に開き、背骨のアーチを維持したままバーベルを頭上で保持します。

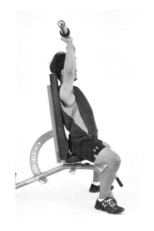
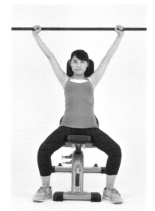

アクション1
肘を曲げ耳の高さまで顔の前へバーベルを下ろします。

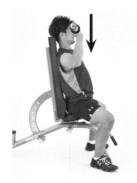
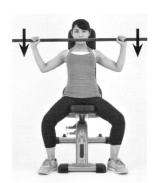

アクション2
元の位置へ押し上げます。

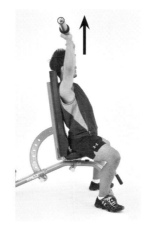
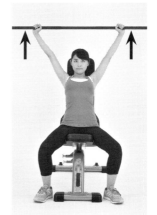

ダンベル

部位
三角筋

ねらい
ダンベルを使うことで広い可動域で刺激します。また前腕を床と常に垂直に保つことで三角筋をほぼ単体で刺激します。

セット
スタンスは肩幅に開き背骨のアーチを維持したままダンベルを頭上で保持します。

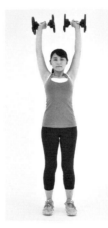
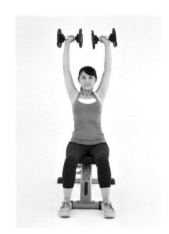

アクション1
前腕は床に垂直のまま肘を曲げ耳の高さまでダンベルを下ろします。

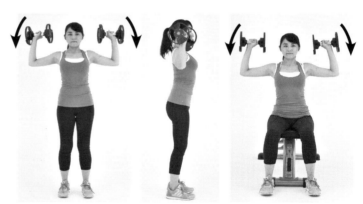

アクション2
元の位置へ押し上げます。

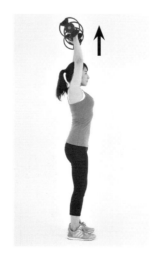
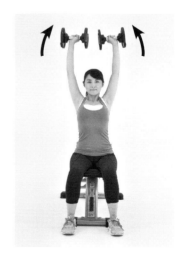

バックプレス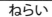

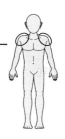

部位
三角筋

ねらい
三角筋以外の筋肉の参加率が減り、より三角筋への刺激を高めます。

セット
上腕が床と平行の状態で肘を直角に曲げる。その幅の延長線上でバーベルを持ちます。スタンスは肩幅に開き、背骨のアーチを維持したままバーベルを頭上で保持します。

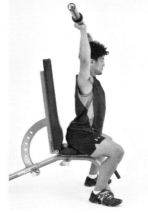
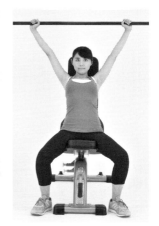

アクション1
肘を曲げ耳の高さまで頭の後ろへバーベルを下ろします。

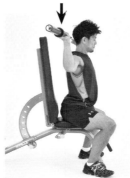
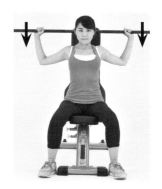

アクション2
元の位置へ押し上げます。

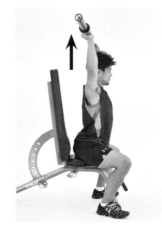
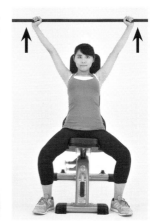

フロントプレス

バーベル

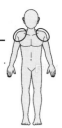

部位
三角筋前部

ねらい
矢状面での動作により三角筋前部を刺激します。

セット
肩幅のグリップでバーベルを持ちます。スタンスは肩幅に開き、背骨のアーチを維持したままバーベルを頭上で保持します。

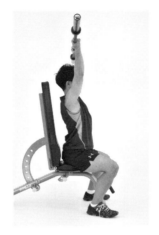
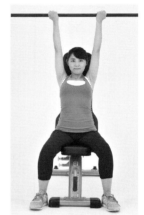

アクション1
前腕は床に垂直のまま肘を曲げ耳の高さまで顔の前へバーベルを下ろします。

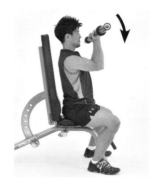
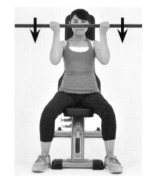

アクション2
元の位置へ押し上げます。

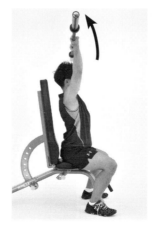
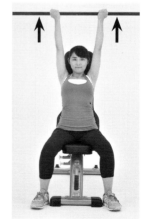

ダンベル

部位
三角筋前部

ねらい
矢状面での動作により三角筋前部を刺激します。

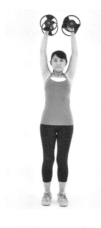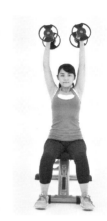

セット
スタンスは肩幅に開き、背骨のアーチを維持したままダンベルを頭上で保持します。

アクション1
前腕は床に垂直のまま肘を曲げ耳の高さまでダンベルを下ろします。

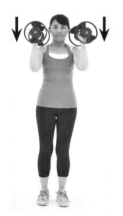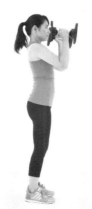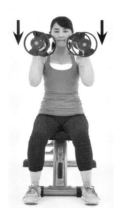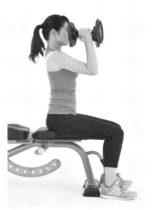

アクション2
元の位置へ押し上げます。

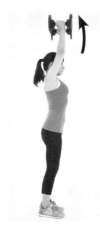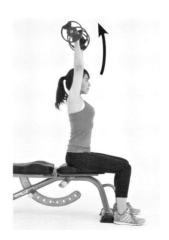

アーノルドプレス

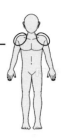

部位
三角筋中部・前部

ねらい
矢状面と前額面の動作の組み合わせにより、三角筋前部と中部を刺激します。

セット
スタンスは肩幅に開き背骨のアーチを維持したままダンベルを頭上で保持します。

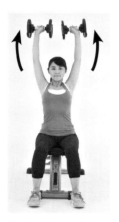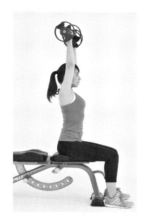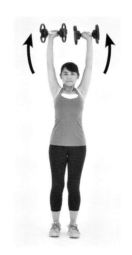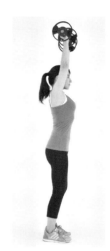

アクション1
前腕は床に垂直のまま円を描く軌道で肘を曲げ、回内させながら耳の高さまで顔の前へダンベルを下ろします。

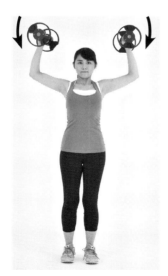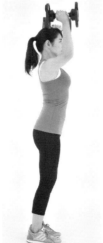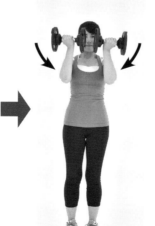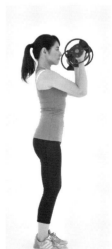

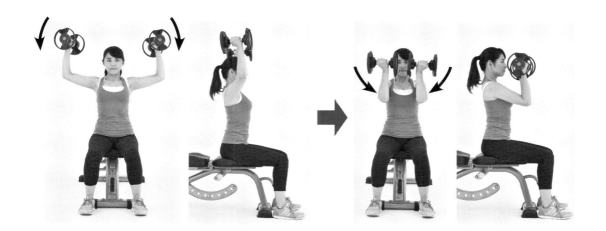

アクション2

円を描く軌道で回外させながら元の位置へ押し上げます。

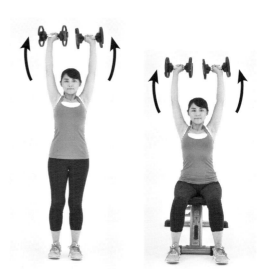

アップライトローイング

バーベル

部位
三角筋・僧帽筋

ねらい
グリップを広くすることで、三角筋のみではなく共に僧帽筋も刺激します。

セット
スタンスは腰幅に開き、背骨のアーチを維持したまま上体を軽く前傾させます。グリップは肩幅よりやや広めに開き、肘は軽く曲げバーベルを持ちます。

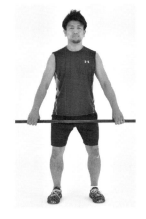
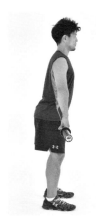

アクション1
手首の力は抜きバーベルを肘から引き上げます。

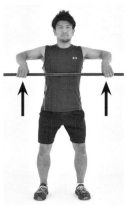
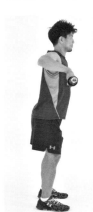

アクション2
背骨のアーチを維持しながら元の位置へ戻します。

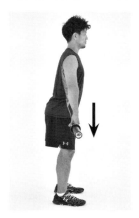

ダンベル

部位
三角筋・僧帽筋

ねらい
ダンベルを使うことで筋繊維の走行に合わせた動きが可能となり、対象の筋肉への刺激を高めます。

セット
スタンスは腰幅に開き、背骨のアーチを維持したまま上体を軽く前傾させます。肘は軽く曲げてダンベルを持ちます。

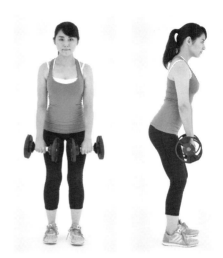

アクション1
手首の力は抜きダンベルを肘から引き上げます。

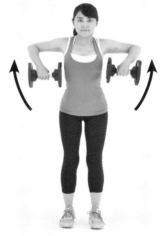
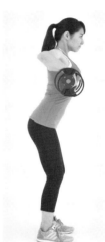

アクション2
背骨のアーチを維持しながら元の位置へ戻します。

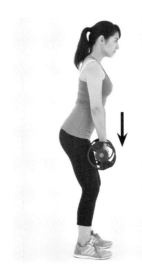

サイドレイズ

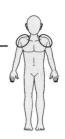

部位
三角筋中部

ねらい
三角筋中部を刺激します。

セット
スタンスは腰幅に開き、背骨のアーチを維持したまま上体を軽く前傾させます。肘は軽く曲げてダンベルを持ちます。

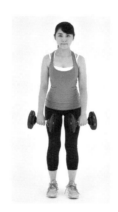 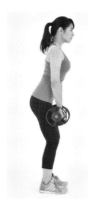 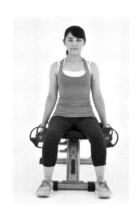

アクション1
脇を開き肩・肘・手首が同じ高さになるように手の甲からダンベルを上げます。

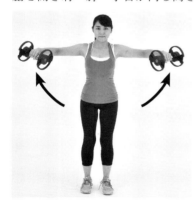 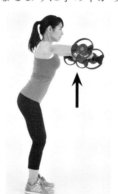 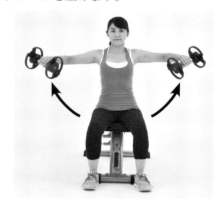

アクション2
背骨のアーチを維持しながら元の位置へ戻します。

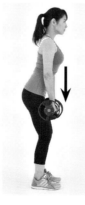 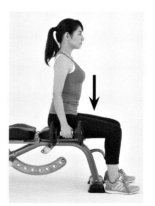

インクラインサイドレイズ

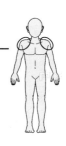

部位
三角筋中部

ねらい
インクラインにすることでスタートポジションの可動域を広げ、三角筋中部のストレッチポジションでの刺激を高めます。

セット
ベンチを30度ほど傾けます。横臥位になり体の前でダンベルを持ちます。

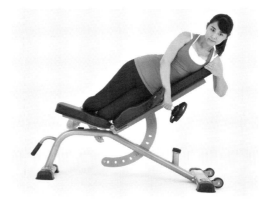

アクション1
脇を開くように両肩を結ぶ延長線までダンベルを上げます。

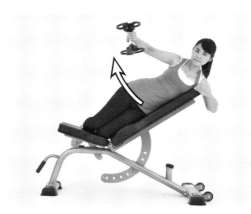

アクション2
元の位置へ戻します。

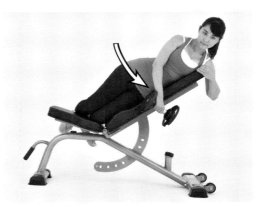

フロントレイズ

ダンベル

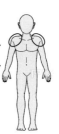

部位	ねらい
三角筋前部	三角筋前部を刺激します。

セット

スタンスは腰幅に開き、大腿の前でダンベルを持ちます。

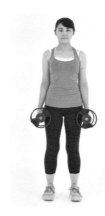 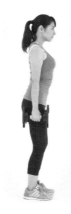 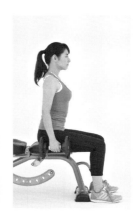

アクション1

肘を伸ばしたまま肩の高さで、前方からダンベルを上げます。

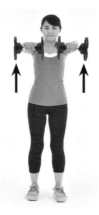 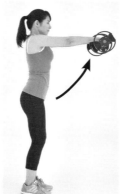 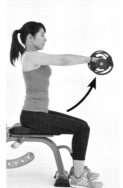

アクション2

元の位置へ戻します。

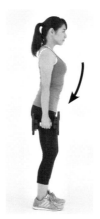 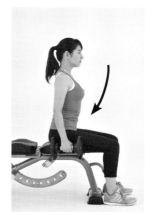

インクラインフロントレイズ　**ダンベル**

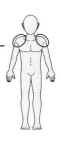

部位
三角筋前部

ねらい
インクラインにすることでスタートポジションの可動域を広げ、三角筋前部のストレッチポジションでの刺激を高めます。

セット
ベンチを45度ほど傾け仰向けになり、腕を下げます。

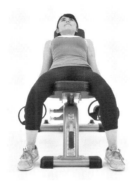
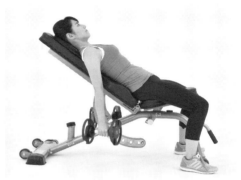

アクション1
肘を伸ばしたまま肩関節屈曲90度まで、前方からダンベルを上げます。

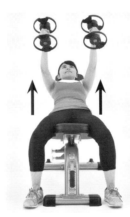
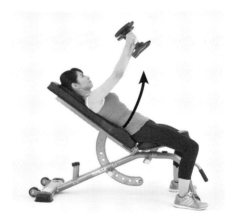

アクション2
元の位置へ戻します。

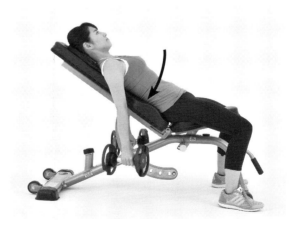

リアレイズ　ダンベル

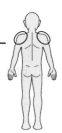

部位
三角筋後部

ねらい
前傾姿勢をとることで三角筋後部を刺激します。

セット

スタンスは腰幅に開き、膝を軽く曲げます。背骨のアーチを維持したまま股関節を屈曲して上体を前傾させます。肘は軽く曲げてダンベルを持ちます。

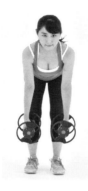 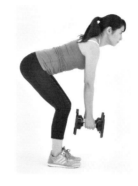 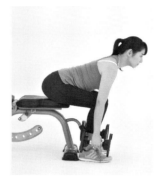

アクション1

肘は軽く曲げたまま、肩の高さまでダンベルを上げます。

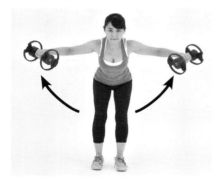 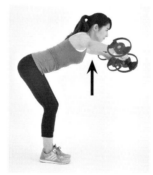 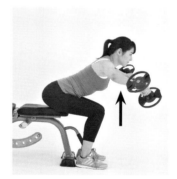

アクション2

元の位置へ戻します。

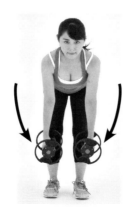 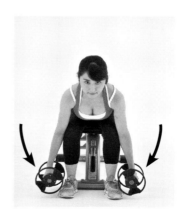

アームカール

バーベル

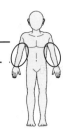

部位
上腕二頭筋

ねらい
上腕二頭筋を鍛える基本種目。

セット
スタンスを肩幅に開きます。背骨のアーチを維持したまま上体を軽く前傾させます。

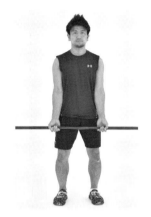
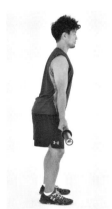

アクション1
肘を曲げてバーベルを肩に近づけます。

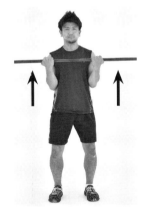
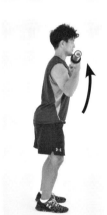

アクション2
肘の位置を固定しながらバーベルを元の位置へ戻します。

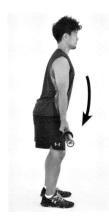

ダンベル

部位
上腕二頭筋

ねらい
ダンベルを使うことで手首の回外動作が可能になり、収縮時の刺激を高めます。

セット
スタンスを肩幅に開きます。背骨のアーチを維持したまま上体を軽く前傾させます。

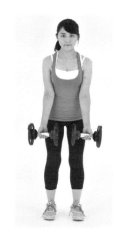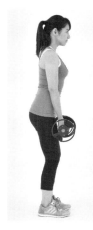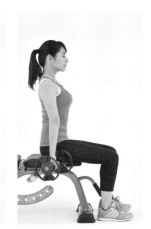

アクション1
肘を曲げてダンベルを肩に近づけます。

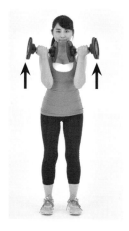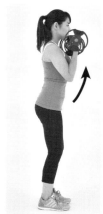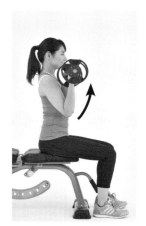

アクション2
肘の位置を固定しながらダンベルを元の位置へ戻します。

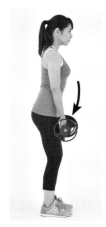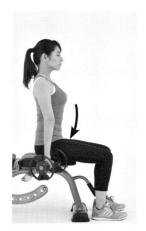

インクラインアームカール **ダンベル**

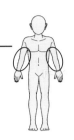

部位
上腕二頭筋

ねらい
インクラインにすることでスタートポジションの可動域を広げ、上腕二頭筋のストレッチポジションでの刺激を高めます。

セット
ベンチを45度ほど傾け仰向けになり、腕を下げます。

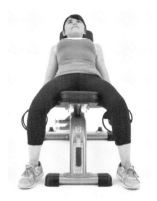
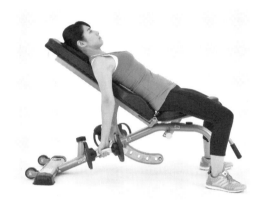

アクション1
肘を曲げてダンベルを肩に近づけます。

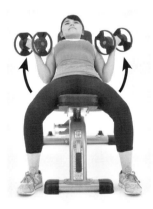
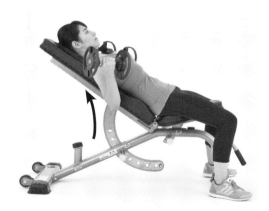

アクション2
肘の位置を固定しながらダンベルを元の位置へ戻します。

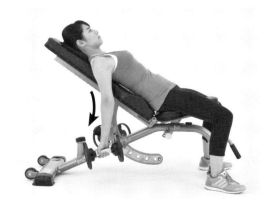

スパイダーカール

ダンベル

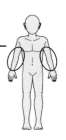

部位
上腕二頭筋

ねらい
ベンチにうつ伏せになることでフィニッシュポジションの可動域を広げ、上腕二頭筋のコントラクトポジションでの刺激を高めます。

セット
ベンチを30度ほど傾けうつ伏せになり、腕を下げます。

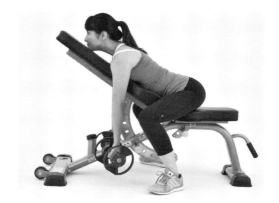

アクション1
肘を曲げてダンベルを肩に近づけます。

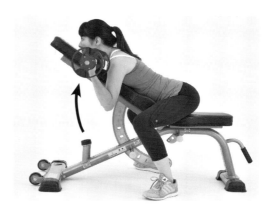

アクション2
肘の位置を固定しながらダンベルを元の位置へ戻します。

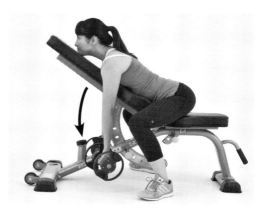

プリチャーカール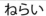

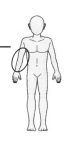

部位
上腕二頭筋

ねらい
肘を固定することで代償運動を起こさず、上腕二頭筋を刺激します。

セット
ベンチを60度ほど傾け、ベンチの後方で軽く足を前後に広げて立ちます。前に出した足と同じ側の手でダンベルを持ち、ベンチに肘を固定します。もう片方の手でベンチを掴み体を安定させます。

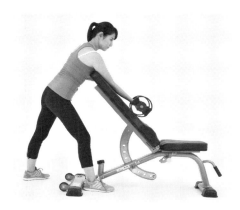

アクション1
肘を曲げてダンベルを肩に近づけます。

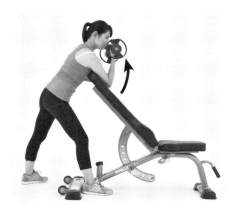

アクション2
ダンベルを元の位置へ戻します。

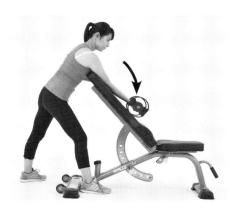

ハンマーカール  ダンベル

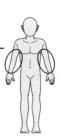

部位
腕橈骨筋

ねらい
手の平を内側に向けることで腕橈骨筋の刺激を高めます。

セット
スタンスを肩幅に開きます。上体を軽く前傾させ背骨のアーチを維持します。

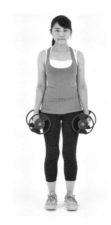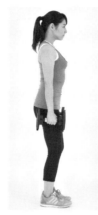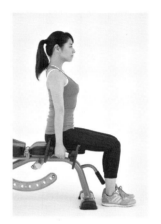

アクション1
肘を曲げてダンベルを肩に近づけます。

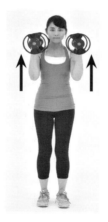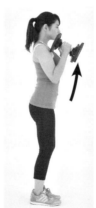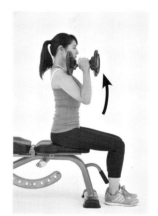

アクション2
肘の位置を固定しながらダンベルを元の位置へ戻します。

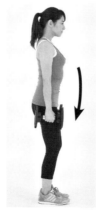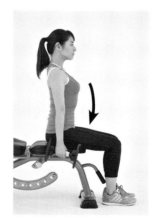

リバースカール

バーベル

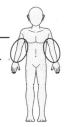

部位
上腕筋

ねらい
手首を回内位にすることで上腕筋への刺激を高めます。

セット
スタンスを肩幅に開きます。上体を軽く前傾させ背骨のアーチを維持します。

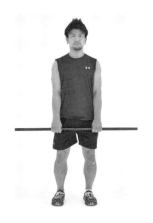
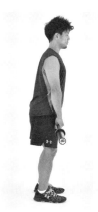

アクション1
肘を曲げてバーベルを胸に近づけます。

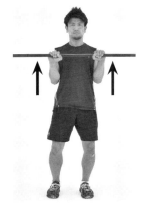
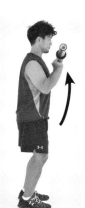

アクション2
肘の位置を固定しながらバーベルを元の位置へ戻します。

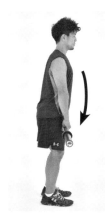

ダンベル

部位	ねらい
上腕筋	手首を回内位で動かすことで上腕二頭筋の刺激を軽減させ、上腕筋への刺激を高めます。

セット

スタンスを肩幅に開きます。上体を軽く前傾させ背骨のアーチを維持します。

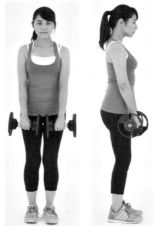 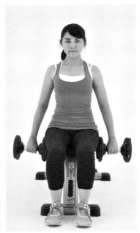

アクション1

肘を曲げてダンベルを胸に近づけます。

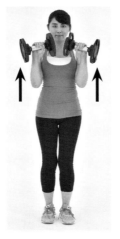 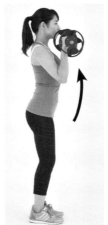 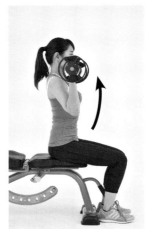

アクション2

肘の位置を固定しながらダンベルを元の位置へ戻します。

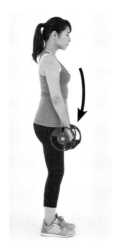 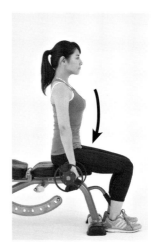

コンセントレーションカール　ダンベル

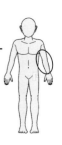

部位
上腕二頭筋

ねらい
前傾姿勢に加え、肩関節が屈曲していることで、コントラクトポジションでの刺激を高めます。

セット
ベンチに座り足を大きく開きます。片方の手でダンベルを持ち、同じ側の膝の内側に肘を押しあてて固定します。

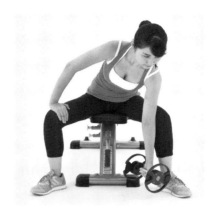

アクション1
肘を曲げてダンベルを肩に近づけ、動作の最後に回内させて収縮させます。

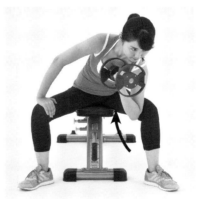

アクション2
肘の位置を固定しながらダンベルを元の位置へ戻します。

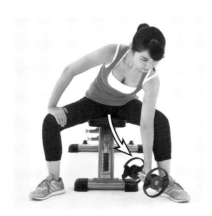

フレンチプレス

バーベル

部位
上腕三頭筋

ねらい
肩関節が屈曲しているため、ストレッチポジションでの刺激を高めます。

セット
肩幅のグリップで肘を伸ばし、背骨のアーチを維持したまま頭上でバーベルを保持します。

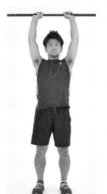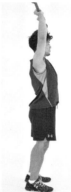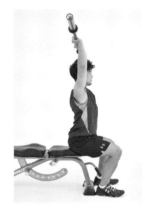

アクション1
肘を曲げバーベルを頭部後方へ下げます。

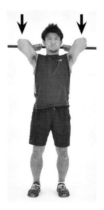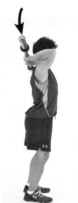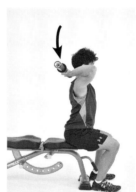

アクション2
肘の位置を固定しながらバーベルを元の位置へ戻します。

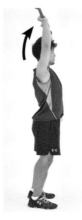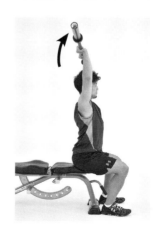

ダンベル

部位
上腕三頭筋

ねらい
ダンベルで行うことで手首への負担を軽減させます。

セット
両手を軽く重ねて肘を伸ばし、背骨のアーチを維持したまま頭上でダンベルを保持します。

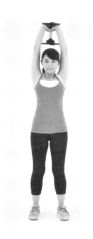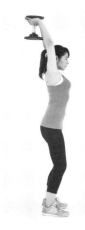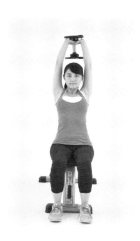

アクション1
肘を曲げダンベルを頭部後方へ下げます。

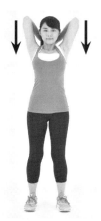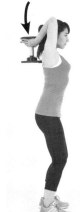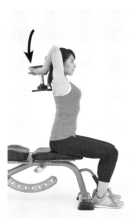

アクション2
肘の位置を固定しながらダンベルを元の位置へ戻します。

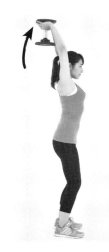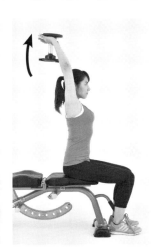

ワンハンド

ダンベル

部位
上腕三頭筋

ねらい
片腕で行うことで意識性を高めます。

セット
肘を伸ばした状態で片腕を上に伸ばし、背骨のアーチを維持したまま頭上でダンベルを持ちます。もう片方の手は上に伸ばした腕の肘が安定するように、肘に手を添えます。

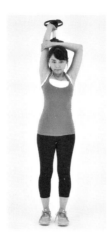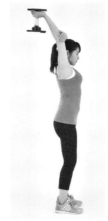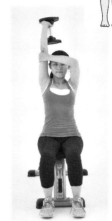

アクション1
肘を曲げダンベルを頭部後方へ下げます。

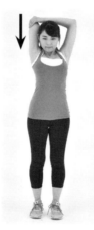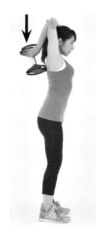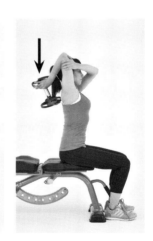

アクション2
肘の位置を固定しながらダンベルを元の位置へ戻します。

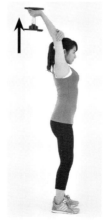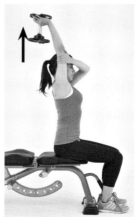

ライイングトライセプス・エクステンション

バーベル

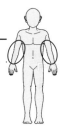

部位
上腕三頭筋

ねらい
上腕三頭筋を鍛える基本種目。

セット
ベンチに仰向けになり、腕を真上に伸ばし肩幅のグリップでバーベルを保持します。

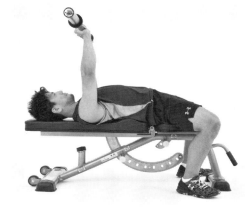

アクション1
肘を曲げバーベルを頭部に向けて下げます。

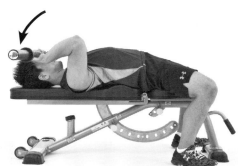

アクション2
肘の位置を固定しながらバーベルを元の位置へ戻します。

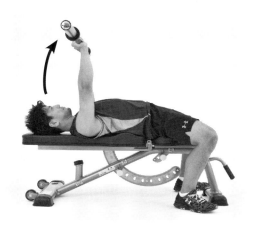

ダンベル

部位	ねらい
上腕三頭筋	ダンベルで行うことで手首への負担を軽減させます。

セット

ベンチに仰向けになり、腕を真上に伸ばしダンベルを保持します。

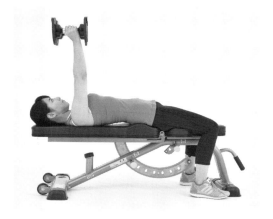

アクション1

肘を曲げダンベルを頭部に向けて下げます。

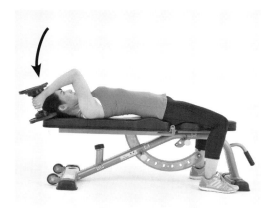

アクション2

肘の位置を固定しながらダンベルを元の位置へ戻します。

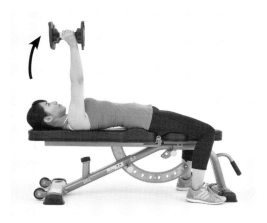

キックバック

バーベル

部位
上腕三頭筋

ねらい
上腕三頭筋のコントラクトポジションでの刺激を高めます。

セット
ベンチに片方の手と膝を曲げた状態で足を乗せます。もう片方の手でダンベルを持ち、前腕は床に垂直、上腕は床と平行になるようにダンベルを持ちます。

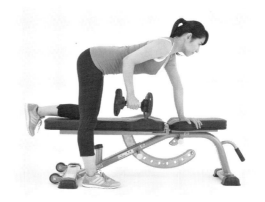

アクション1
肘を伸ばしダンベルを上げます。

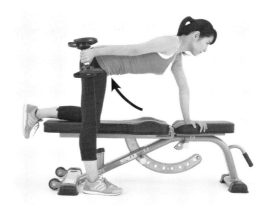

アクション2
肘の位置を固定しながらダンベルを元の位置へ戻します。

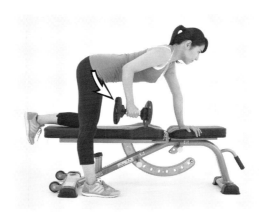

リストローラー

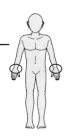

部位
前腕伸筋群・前腕屈筋群

ねらい
棒状のものと紐、重りさえあればでき、手関節全体を刺激できます。

セット
肘を前方へ伸ばし肩の高さで保持します。

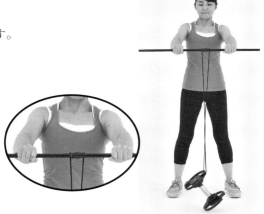

アクション1
手首を片方ずつ交互に伸展（または屈筋）させロープを巻き取ります。

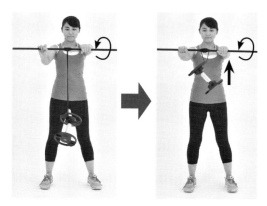

アクション2
反対の動きで元の位置に戻します。

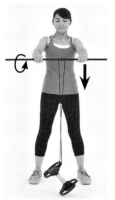

リストカール

バーベル

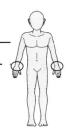

部位
前腕屈筋群

ねらい
前腕を固定することで前腕のみを刺激します。

セット
前腕を固定し、手関節・手指関節をできる限り伸展させて指先に重りをかけます。

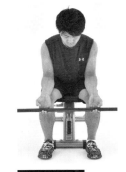
バーベル

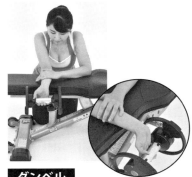
ダンベル

アクション1
指先から握り込むように動かし手首を底屈させます。

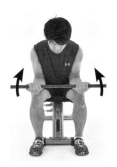
バーベル

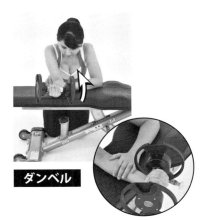
ダンベル

アクション2
指先にかかるところまで戻します。

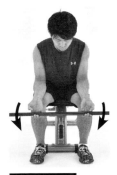
バーベル

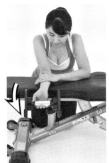
ダンベル

リバースリストカール

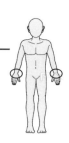

部位
前腕伸筋群

ねらい
前腕を固定することで前腕のみを刺激します。

セット

前腕を固定し、手関節をできる限り屈曲させて指先に重りをかけます。

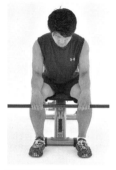
バーベル

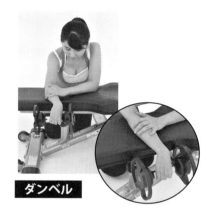
ダンベル

アクション1

前腕は固定したまま、手首を背屈させます。

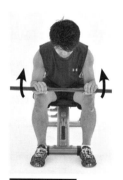
バーベル

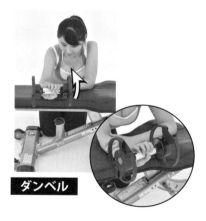
ダンベル

アクション2

指先にかかるところまで戻します。

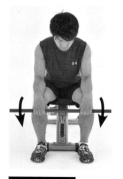
バーベル

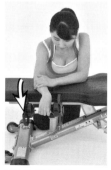
ダンベル

第4章 HINO Method トレーニング

- ここに紹介するトレーニングの共通の「ねらい」は自重（自分の体重による負荷）を使うことで、バランス感覚を向上させ、参加する筋肉をスムーズに連動させることです。
- プライオメトリックス種目はパワートレーング期での導入を推奨します。
　回数、セット数、頻度はパワートレーニング期と同様です。（→ P21）感覚を忘れないよう基礎期、バルクアップ期で行うときは、セット数を減らして行うといいでしょう。
*多くの筋肉が参加する種目が多いので、部位は主な筋肉、効かせたい部位を掲載しました。

ライオンプッシュアップ

部位
大胸筋・上腕三頭筋・広背筋（外側部）

ねらい
肩・股関節の柔軟性の向上。

セット
出来るだけ開脚します。手は肩幅で指先は前で平行にします。

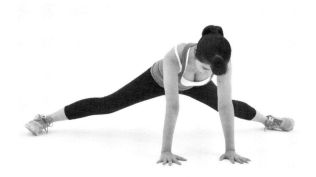

アクション1
肘を脇につけるように曲げ顔を床に近づけます。

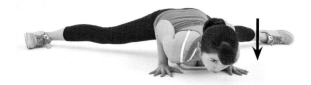

アクション2
背中を反りながら肘を伸ばし戻します。

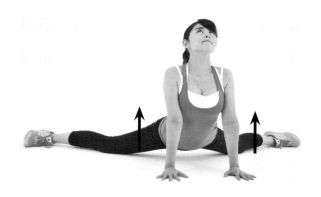

シングルスクワット

部位
大腿四頭筋・大殿筋

セット
片足立ちになります。

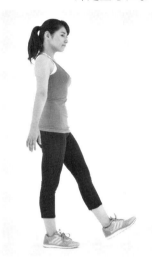

アクション1
つま先と膝の方向を同一にしてなるべく膝がつま先を超えないようにしゃがんでいきます。

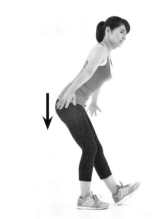

アクション2
膝の角度が90度になったら戻ります。

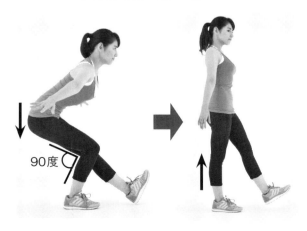

シングルスクワット〈ベンチ〉

部位
大腿四頭筋・大殿筋

セット
片足をベンチに乗せます。

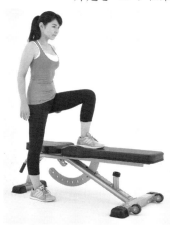

アクション1
つま先と膝の方向を同一にして膝を伸ばしていきます。

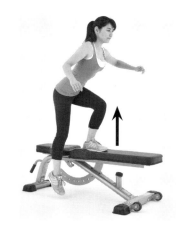

アクション2
膝が伸び切ったら戻ります。

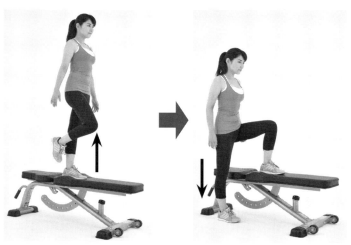

ツイスティングプッシュアップ

部位
大胸筋・三角筋・上腕三頭筋

セット
指先をやや内側に向けて、肩幅よりやや広めに、手を開きます。

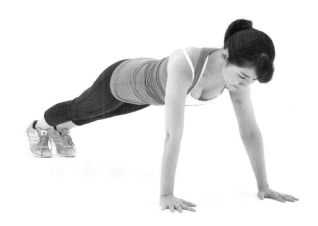

アクション1
肘を曲げながら体を捻っていきます。

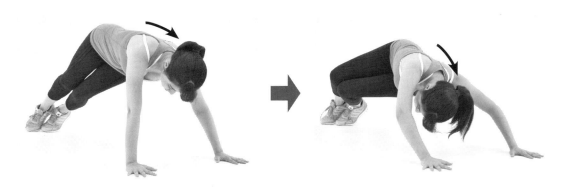

アクション2
頭部と肘がつく位まで捻ります。

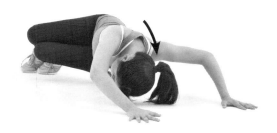

プッシュアップ・ナロウ

部位

上腕三頭筋

セット

指先を前に向けて平行にして肩幅に手を開きます。

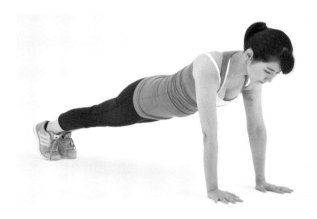

アクション1

肘が脇から離れないように曲げていきます。

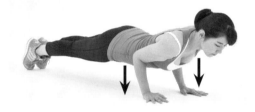

アクション2

体が床につきそうになったら戻します。

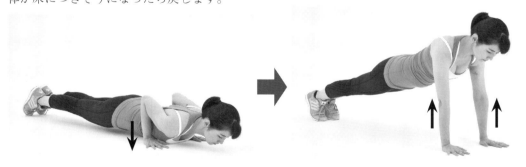

プッシュアップ・ナロウ〈指後ろ〉

部位
上腕三頭筋・上腕二頭筋

セット
指先を後ろに向けて平行にして肩幅に手を開きます。

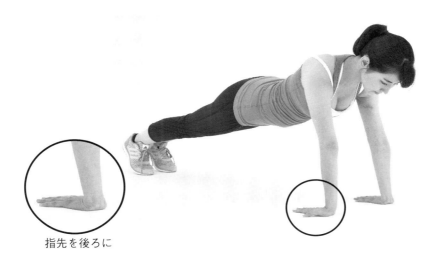

指先を後ろに

アクション1
肘が脇から離れないように曲げていきます。

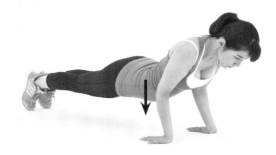

アクション2
体が床につきそうになったら戻します。

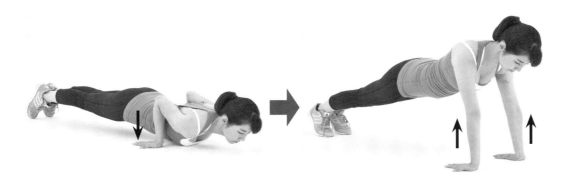

プッシュアップ・ナロウ〈指前後〉

部位
上腕三頭筋・上腕二頭筋

セット
片方の指先を後ろに片方は前に向けて平行にして肩幅に手を開きます。

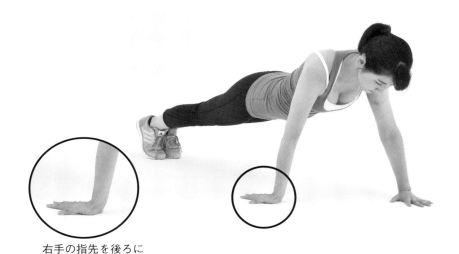

右手の指先を後ろに

アクション1
肘が脇から離れないように曲げていきます。

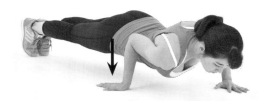

アクション2
体が床につきそうになったら戻します。

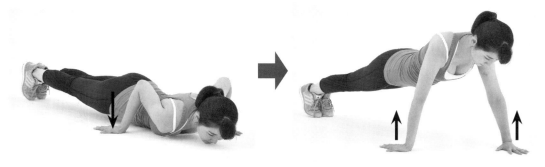

ジャンピングプッシュアップ

部位
大胸筋・三角筋・上腕三頭筋

セット
指先をやや内側に向けて、肩幅よりやや広めに、肘を曲げ床に体がつくギリギリのところで止めます。

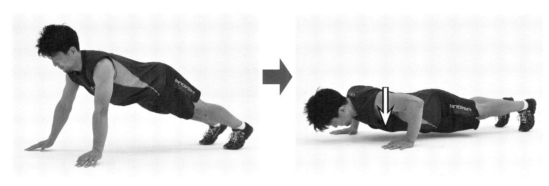

アクション1
肘を勢いをつけて伸ばしジャンプします。

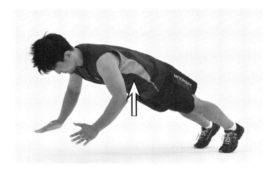

アクション2
ジャンプ中、拍手をします。1回できるようになったら2回3回と増やします。

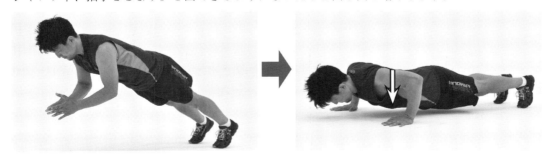

レッグレイズ・ツイスティング

部位
腹直筋・腹斜筋

セット
肩幅よりやや狭めにしてバーなどをつかみます。

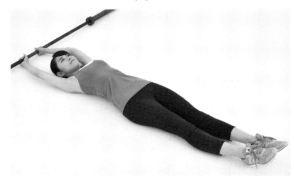

アクション1
足を揃えて床につく手前まで上げていきます。

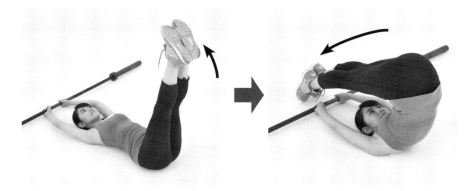

アクション2
腹斜筋に効かせる場合は骨盤が垂直になるまで捻りながら下ろします。

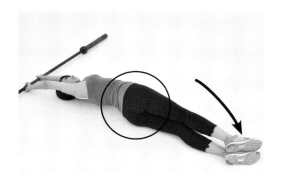
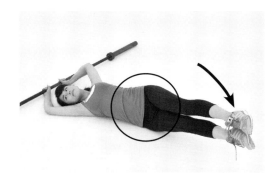

2組レッグレイズ・ツイスティング

部位
腹直筋・腹斜筋

ねらい
相手の力を使い負荷を加えます。

セット
肩幅よりやや狭めにして相手の足首をつかみます。

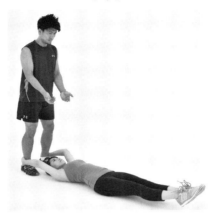

アクション1
足を揃えて勢いをつけて上げていきます。補助者も勢いをつけて戻します。

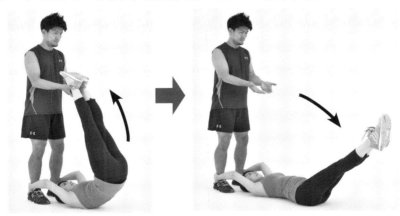

アクション2
腹斜筋に効かせる場合は骨盤が垂直になるまで捻りながら下ろします。

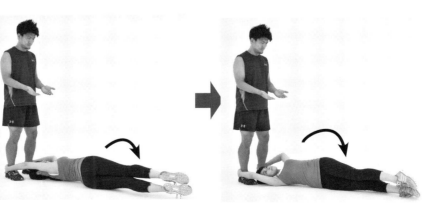

コサックスクワット

部位
大腿四頭筋・下腿三頭筋

セット
手を頭の後ろで組んでしゃがみます。

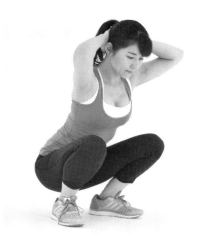

アクション1
片足で膝が真っ直ぐになるまで伸ばします。

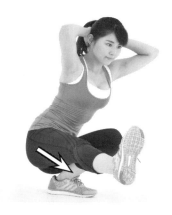

アクション2
反対も同じにように行います。

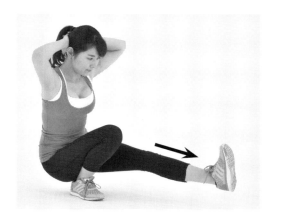

上体そらしジャンプ

部位
脊柱起立筋・腹直筋

セット
ベンチに対し垂直方向にくの字にお腹をつけます。

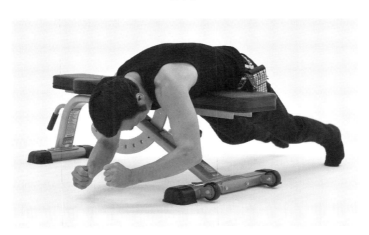

アクション1
両手両足を勢いよくあげます。

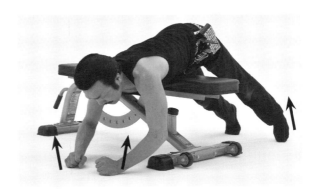

アクション2
ベンチから体を浮かします。

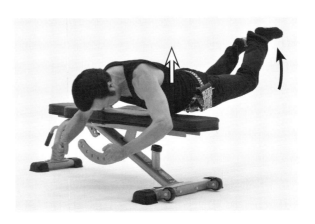

2人組逆立ちプッシュアップ

部位
上腕三頭筋・三角筋

ねらい
相手の力を使い負荷を加えたり軽減したりします。

セット
肩幅よりやや広めに手をつき逆立ちをして相手に支えてもらいます。

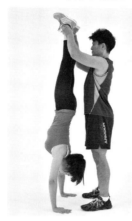

アクション1
肘を外側に開きながら曲げていきます。

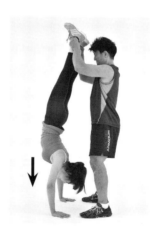

アクション2
顔が床につきそうになったら肘を伸ばしていきます。軽ければ負荷を、キツければ補助をしてもらいます。

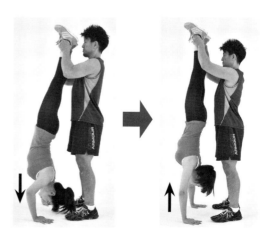

手押し車ベンチ登り下り

部位

上腕三頭筋・三角筋・腹直筋

セット

肩幅よりやや広めに手をつきプッシュアップの形になり両足を持ってもらいます。

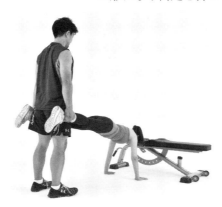

アクション1

片手をベンチに乗せ上がり、反対の手もベンチに持っていきます。

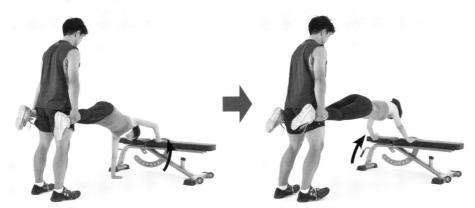

アクション2

逆の順番で床に戻ります。

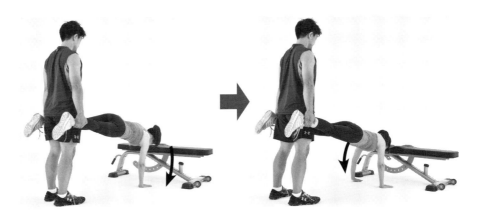

2人組ネックカール

部位
斜角筋、頚長筋、頭長筋

ねらい
相手の力を使い負荷を加えます。

セット
ベンチに仰向けになり顎を上げれるだけ首を伸展し、相手に両手で頭を押さえ抵抗を加えてもらいます。

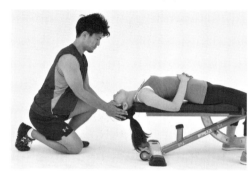

アクション1
相手の抵抗に逆らうよう頭を上げていきます。

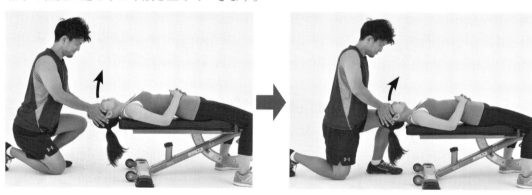

アクション2
可動域一杯まで屈曲します。

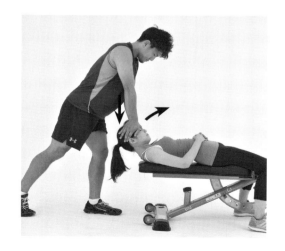

2人組ネックエクステンション

部位
頭板状筋、半棘筋

ねらい
相手の力を使い負荷を加えます。

セット
四つ這いになり首を下げれるだけ屈曲し相手に両手で頭を押さえ抵抗を加えてもらいます。

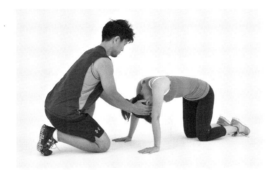

アクション1
相手の抵抗に逆らうよう頭を上げていきます。

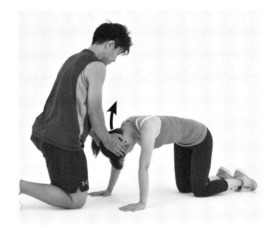

アクション2
可動域一杯まで伸展します。

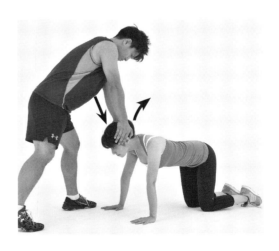

2人組ネックラテラルエクステンション

部位
斜角筋群、胸鎖乳突筋

ねらい
相手の力を使い負荷を加えます。

セット
横になって両膝を曲げて体を安定させます。頭を床につくまで側屈して相手に両手で頭を押さえ抵抗を加えてもらいます。

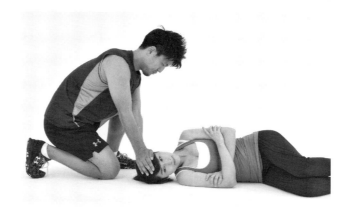

アクション1
相手の抵抗に逆らうよう頭を上げていきます。

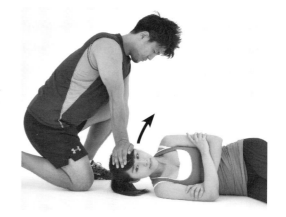

アクション2
肩が浮かないよう可動域一杯まで側屈します。

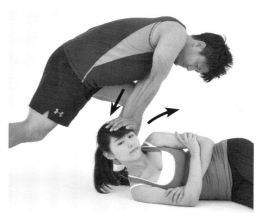

タオルワンハンドローイング

部位
広背筋、大円筋、三角筋、上腕三頭筋

ねらい
相手の力を使い負荷を加えます。

セット
お互いタオルを持ち向き合い一人は肘を曲げ脇につけます。一人は肘を伸ばします。タオルがたるまないような間隔にします。

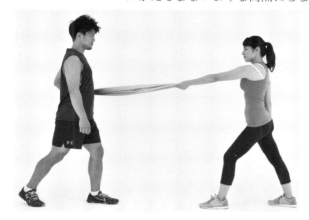

アクション1
肘を伸ばしている人は相手の抵抗に逆らって肘を曲げて脇の横に手がつくまでタオルを引きます。

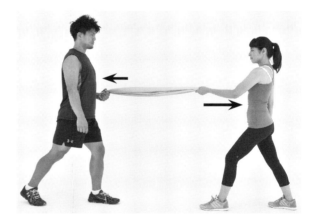

アクション2
肘を伸ばしている人が相手の抵抗に逆らって肘を曲げて脇の横に手がつくまでタオルを引きます。

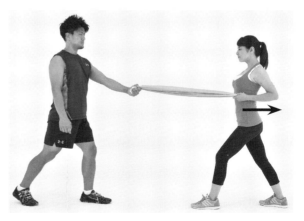

4人組シャフトV字

部位
大胸筋、腹直筋、上腕三頭筋、腸腰筋、前腕諸筋

ねらい
メインで運動する人も補助者も運動になります。

セット
2人が肘を曲げシャフトを持つ。メインで運動する人は肩幅位にシャフトを握り、もう一人に両足を支えてもらい体を反らせます。

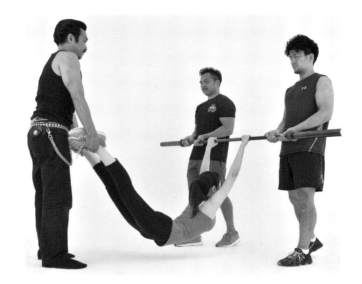

アクション1
お尻を上げていき、手と足を近づけていきます。

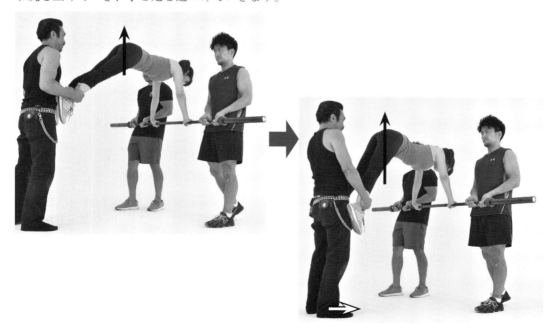

4人組ツイスティングシャフトV字

部位
大胸筋、斜腹筋、上腕三頭筋、腸腰筋、前腕諸筋

ねらい
メインで運動する人も補助者も運動になります。

セット
2人が肘を曲げシャフトを持つ。メインで運動する人は肩幅位にシャフトを握り、もう一人に両足を支えてもらい体を反らせた状態から体を捻りお腹を上に向けます。

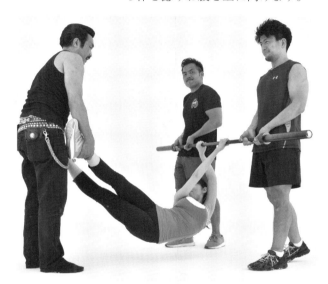

アクション1
捻りを戻しながらお尻を上げていき、手と足を近づけていきます。

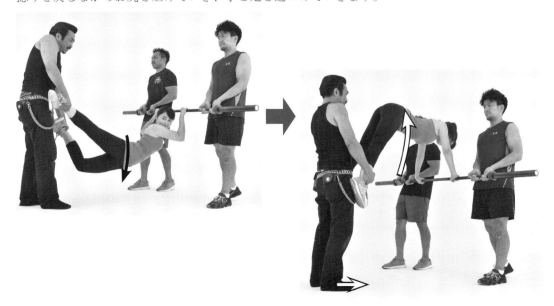

BOXジャンプ

部位
大腿四頭筋、大殿筋、ハムストリングス、腓腹筋

セット
片足をつま先と膝の方向を合わせて台に乗せます。

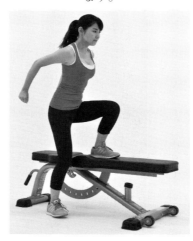

アクション1
勢いよく膝を伸ばしていきジャンプします。

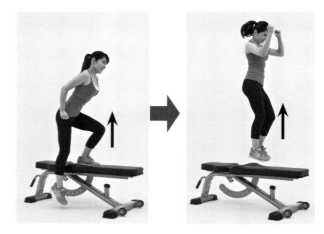

アクション2
同じ側の足で着地します。同じ足側で繰り返します。

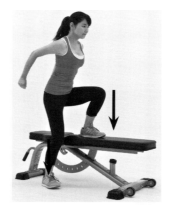

BOX ジャンプ〈交差〉

部位
大腿四頭筋、大殿筋、ハムストリングス、腓腹筋

セット
片足をつま先と膝の方向を合わせて台に乗せます。

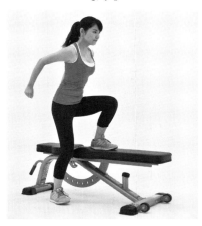

アクション1
勢いよく膝を伸ばしていきジャンプします。

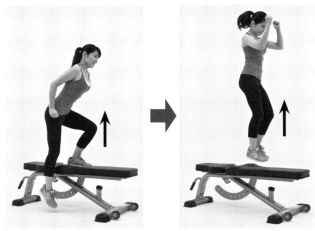

アクション2
反対側の足で着地します。足を交互に変えて繰り返します。

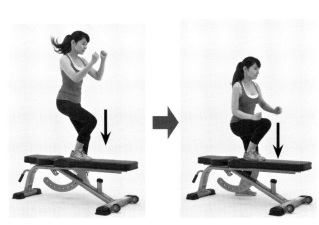

シーザージャンプ

部位
大腿四頭筋、大殿筋、
ハムストリングス、腓腹筋

セット
足を前後に開きます。

正しいフォーム

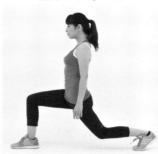

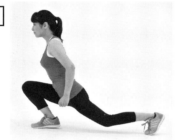
前の足の膝がつま先より出ない

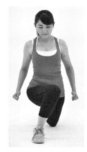
膝が内側に入らない

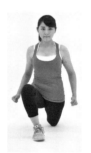
膝が外側に出ない

アクション1
勢いよく膝を伸ばしていきジャンプ
します。

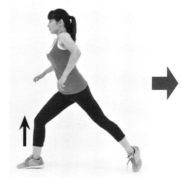
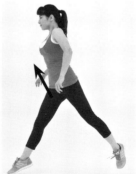

アクション2
同じ側の足で着地します。同じ足側で
繰り返します。

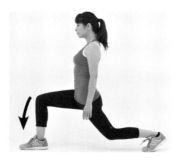

シーザージャンプ〈足交差〉

部位
大腿四頭筋、大殿筋、ハムストリングス、腓腹筋

セット
足を前後に開きます。

正しいフォーム

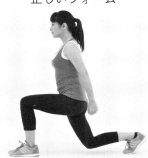

NG

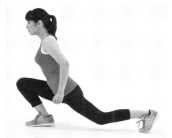
前の足の膝がつま先より出ない

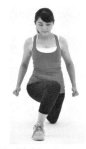
膝が内側に入らない

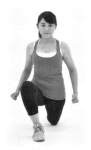
膝が外側に出ない

アクション1
勢いよく膝を伸ばしていきジャンプします。

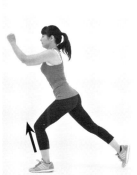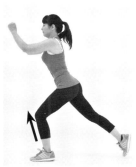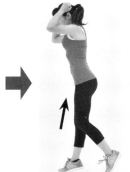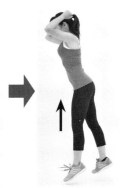

アクション2
反対側の足で着地します。足を交互に変えて繰り返します。

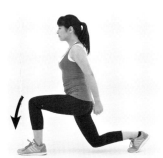

第5章 ストレッチ

腹直筋

ねらい
指先を前や後ろに向けて肘を伸ばすことで手関節・手指屈筋群もともにストレッチします。

アクション
うつ伏せで両肘をつき、上体を反ります。柔軟性に合わせて肘を伸ばします。

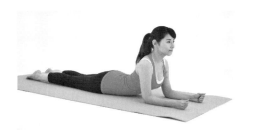

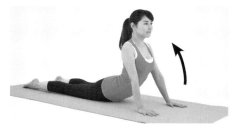
指先を前に向ける

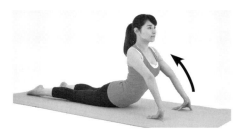
指先を後ろに向ける

腹斜筋

ねらい
手の甲を前に向けることでストレッチを高めます。

アクション
片方の腕を上に伸ばし手の甲を前に向けます。下半身は固定したまま伸ばした腕と反対側へ上体を倒します。

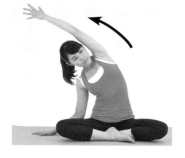
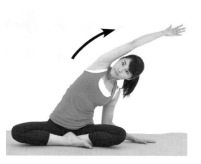
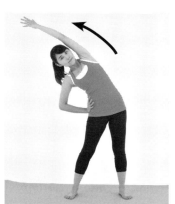
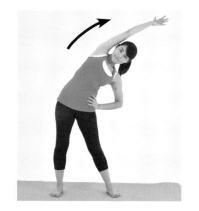

股関節内転筋群

ねらい
徒手の力でストレッチします。

アクション
両足の裏を合わせて座り、両手で両膝を下方向へ押します。

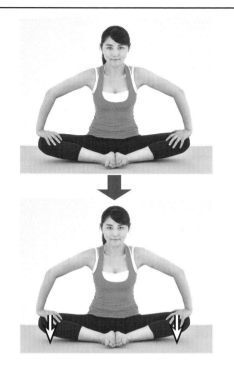

股関節外転筋群

ねらい
背骨のアーチを維持することでストレッチします。

アクション
片方の足は伸ばし、もう片方の足は膝を曲げ、伸ばした足に交差します。背骨のアーチを維持したまま、膝を曲げている足を両手で胸に引き寄せます。

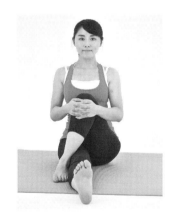

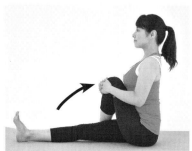

第5章 | ストレッチ

大殿筋・梨状筋

ねらい
より遠位をつかむことでストレッチを高めます。

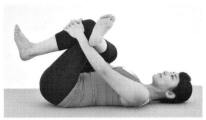

アクション
両膝を曲げ仰向けになり、片方の足の膝に反対側の足の外くるぶしをかけて足を組みます。奥側の足の膝下を両手でつかみ胸に引き寄せます。

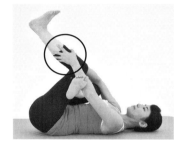

柔軟性にあわせて下腿中央をつかむ

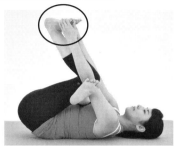

柔軟性にあわせて足の裏をつかむ

腸腰筋・大腿四頭筋・ハムストリングス

ねらい
ハムストリングのストレッチをしながら、逆足の腸腰筋、大腿四頭筋もともにストレッチします。

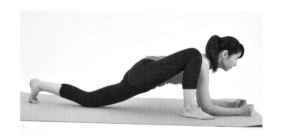

アクション
足を大きく前後に開き、前の足は膝を90度に曲げ、後ろの足は膝とつま先を床につけます。

両肘は曲げ、前の足の内側の床につけます。後ろの足の膝を曲げ、足の甲を反対の側の手でつかみ、踵を殿部につけます。

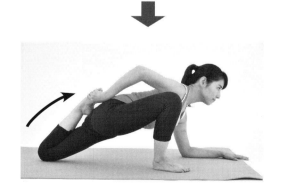

ハムストリングス

ねらい
自重を利用してストレッチします。

アクション
片方の足を前に伸ばして、つま先を上げます。背骨のアーチを維持したまま、お尻を後方へ突き出して股関節を曲げ、上体を前傾させます。

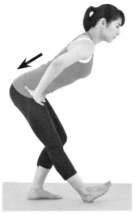

立位の場合

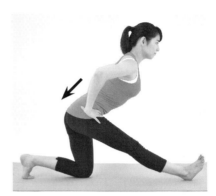

座位の場合

大腿四頭筋

ねらい
下側の足を抱え込むことで過度な骨盤前傾を抑制してストレッチを高めます。

アクション
横臥位になり、股関節と膝関節を90度に曲げます。上側の足の甲を同じ側の手で持ち踵をお尻につけ、膝を後ろに引きます。

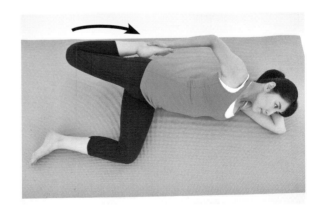

第5章 ストレッチ

腸腰筋・大腿四頭筋

ねらい
下側をカエル足にすることで過度な骨盤前傾を抑制してストレッチを高めます。

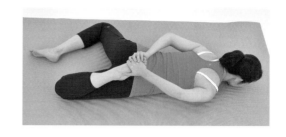

アクション
うつ伏せになり、片方の足をカエル足にします。もう片方の足は膝を曲げ、両手で足をつかみ、踵を殿部につけます。

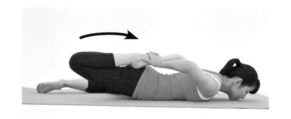

坐骨神経ストレッチ

ねらい
足の角度を変えることで総腓骨神経・脛骨神経をストレッチします。

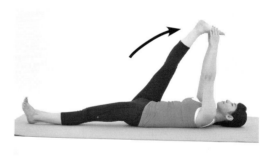

アクション
仰向けになり、両手で片方の足の裏をつかみます。膝を伸ばして足首を曲げます。

総腓骨神経ストレッチ
足裏が内側に向くように足首を倒します。

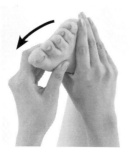

脛骨神経ストレッチ
足裏が外側に向くように足首を倒します。

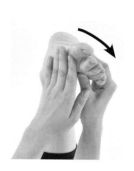

大腿筋膜張筋

ねらい
足の重さに徒手の力を加えてストレッチします。

アクション
仰向けになり、片方の足を反対側の手でつかみます。体を捻るように足を反対側へ導き、膝を伸ばします。

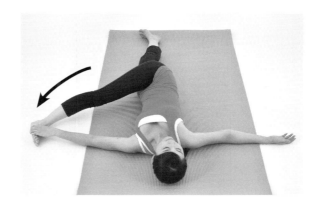

腰背部

ねらい
腰椎を伸展させる筋肉群をストレッチします。

アクション
仰向けになり、両足を頭の上の床につけるように腰を持ち上げ、腰背部を丸めます。

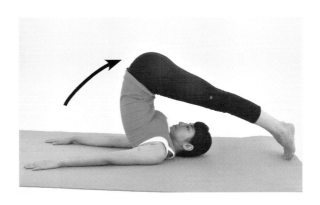

腰背部〈ねじり〉

ねらい
腰椎を捻転させる筋肉群をストレッチします。

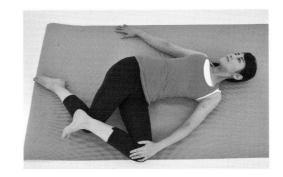

アクション
仰向けになり両膝を曲げ、片方の膝にもう片方の足の足首をかけます。かけた足の方向に両足を倒し片手でおさえます。肩が床から離れないようにするため、顔は足と反対方向に向けます。

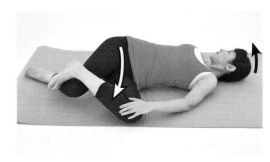

上背部

ねらい
自重を利用してストレッチします。

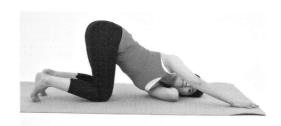

アクション
四つ這いになり、片方の肘を床につけます。肘をつけた腕に体重をかけながら上体を倒します。

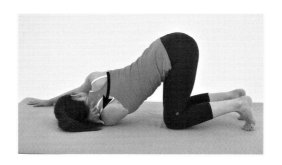

大胸筋

ねらい
自重を利用してストレッチします。

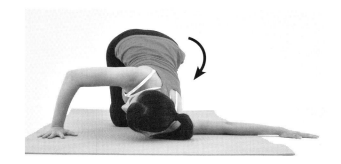

アクション
四つ這いになり、両手を肩幅より広く開きます。片方の手をさらに外に開いたら、床に胸を近づけながら、上体を反対方向へ捻じります。

上腕二頭筋

ねらい
自重を利用してストレッチします。

アクション
四つ這いになり、両手を肩幅より広く開きます。片方の手をさらに外に開いたら、肩を内旋させて手の平を上に向け、床に肩を近づけます。

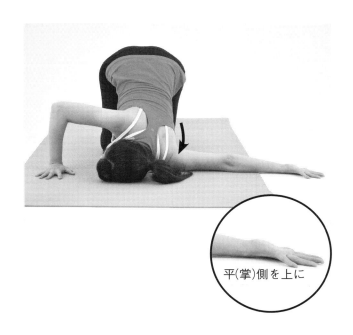

平(掌)側を上に

第5章 ストレッチ

上腕三頭筋 I

ねらい
前腕を回内させることでストレッチを高めます。

アクション
片方の腕を頭上に伸ばして肘を曲げ、前腕を回内させます。もう片方の手で肘の屈曲補助しながら、肘を引き下げます。

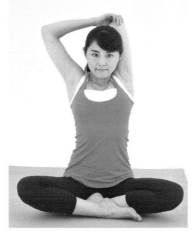
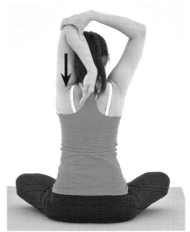

上腕三頭筋 II

ねらい
自重を利用してストレッチします。

アクション
四つ這いになり、片方の肘を床につき、肘を曲げて前腕を回内させます。反対の腕は前に伸ばし、肘を曲げた側の上腕部を床に近づけます。

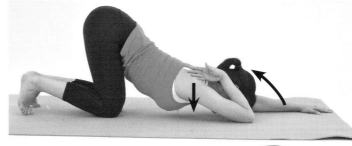
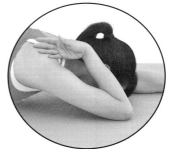

首〈後ろ〉

ねらい
徒手の力でストレッチします。

アクション
顎を引いて両手で後頭部を押さえます。

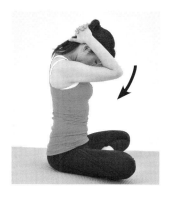
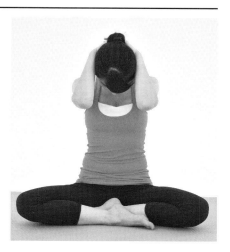

首〈前〉

ねらい
鎖骨を押さえて支点を作ることでてストレッチします。

アクション
両手での対角線上の鎖骨をそれぞれ押さえます。抑えた鎖骨を引き下げながら顎を上げます。

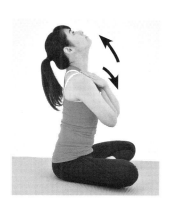
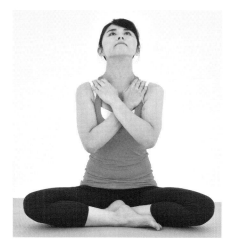

首〈横〉

ねらい
徒手の力でストレッチします。

アクション
片方の肘を曲げ背中側に回し、頭は曲げた肘と反対側に傾けます。もう片方の手で反対側の側頭部を押さえます。

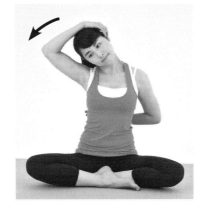 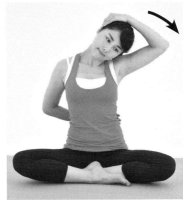

僧帽筋

ねらい
頭を傾けることで起始部を固定してストレッチします。

アクション
片方の肘を曲げ背中側に回し、頭は曲げた肘と反対側に傾けます。もう片方の手で背中側に回した腕の手首をつかみ、引っ張ります。

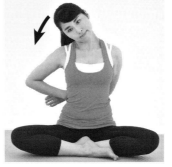 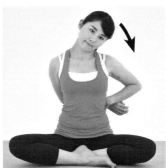

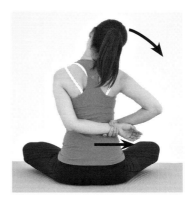

三角筋

ねらい
前腕を回外させることでストレッチを高めます。

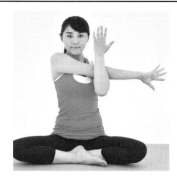

アクション
片方の腕を体の前で伸ばし、もう片方の腕で体に引き寄せます。肘を伸ばしたまま前腕を回外させます。

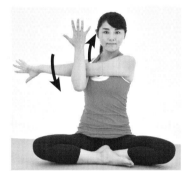 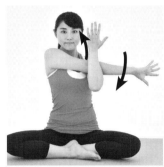

棘下筋

ねらい
徒手の力でストレッチします。

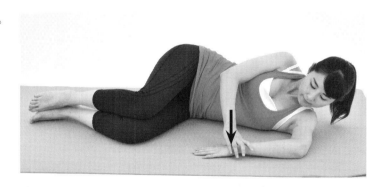

アクション
横臥位になり下側にきた腕の肘を曲げます。もう片方の手で手首を持ち、床に近づけるように押します。

三角筋・棘下筋

ねらい
自重を利用してストレッチします。

アクション
片膝立ちになり、前に出した足の大腿部に反対側の腕の肘を置きます。もう片方の手で親指をつかみ、肘を伸ばしたまま肩関節を外旋させて体重をかけます。

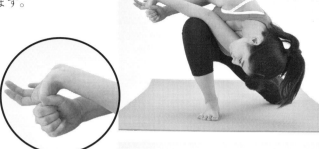
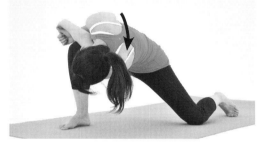

手関節・手指屈筋群

ねらい
自重を利用してストレッチします。支点を変えることでストレッチする部位を変えます。

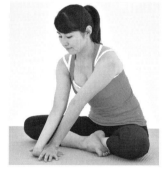

アクション
片方の手は指先を自分の方へ向けて手の平を床につけます。もう片方の手で手根部分を押さえ、重心を後ろ側へかけます。次に手指を押さえ、重心を後ろへかけます。

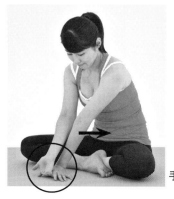
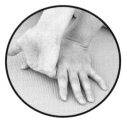

手指を押さえる。

手関節・手指伸筋群

ねらい
自重を利用してストレッチします。支点を変えることでストレッチする部位を変えます。

アクション
片方の手は指先を自分の方へ向けて手の甲を床につけます。もう片方の手で手根部分を押さえ、重心を後ろ側へかけます。次に手指を包み込み、重心を後ろにかけます。

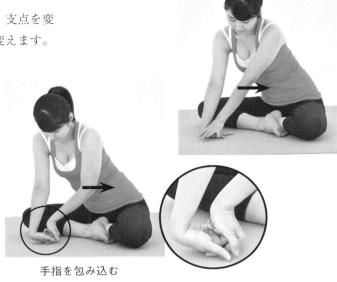

手指を包み込む

腕橈骨筋・橈屈筋群

ねらい
手首を尺屈させることで橈屈筋群もともにストレッチします。

アクション
片方の手はこぶしを作るように軽く握り、もう片方の手はこぶしを包み込むように握ります。包み込んだ手で、こぶしを作った手を尺屈させます。

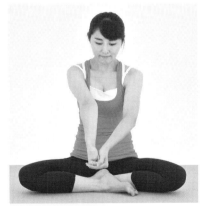

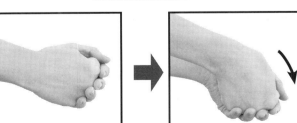

腓腹筋

ねらい
自重を利用してストレッチします。

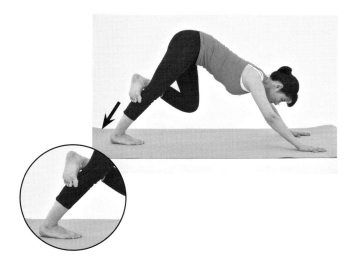

アクション
床に両手・両足のつま先をつけます。片方の足をもう片方の足に引っ掛け、浮いた踵を床につけるように重心を踵側へかけます。

ヒラメ筋

ねらい
自重を利用してストレッチします。

アクション
片方の膝を立てて座り、両手を立てた膝に置きます。踵をつけたまま膝に重心をかけます。

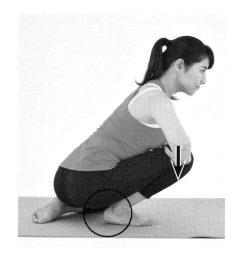

腸脛靭帯

ねらい
足を交差させることで外側をストレッチします。

アクション
足を交差させて立ち、膝を伸ばしたまま上体を倒します。

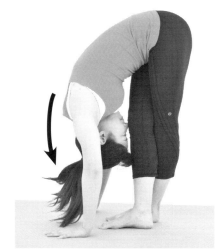

足を交差させる

背骨コンディショニング協会執筆協力者

片岡志保	背骨コンディショニング協会	副理事長・プログラム総括
山田勝大	背骨コンディショニング協会	広報担当理事
岸田兼一	背骨コンディショニング協会	専務理事
川北淳士	背骨コンディショニング協会	総務担当理事
山口紋子	背骨コンディショニング協会プログラム担当	
小池奈々子	背骨コンディショニング協会プログラム担当	
玉置潤子	背骨コンディショニング協会プログラム担当	
荻　房子	背骨コンディショニング協会プログラム担当	
山田桃世	背骨コンディショニング協会プログラム担当	

著者紹介

日野秀彦（ひの ひでひこ）
背骨コンディショニング創始者
公益財団法人日本健康スポーツ連盟公認　プロフェッショナル生涯スポーツトレーナー

北海道札幌市生まれ、札幌市在住。日本イエスキリスト教団札幌羊ヶ丘教会 教会員。日本最大手スポーツクラブの第一期フィットネスディレクターとして、フィットネス、アスリート、不定愁訴改善等のさまざまな運動プログラムを開発、プロデュースし、その後独立。聖書の『いやし』をヒントに、「背骨コンディショニング」を考案、背骨コンディショニングによって、手術しても治らない症状を改善し、2015年度は延べ7500人に背骨コンディショニングの背骨矯正、体操指導を行い、医療費に換算して9億6千万円を削減。著書に『背骨コンディショニングで坐骨神経痛は治る！』『首のこりと痛みが消えた！背骨コンディショニング』（いずれも主婦の友社）、『20万人の腰痛を治した！背骨コンディショニング』、『(DVDでよくわかる！) 20万人の腰痛を治した！背骨コンディショニング』、『足と腰の痛み 我慢するほど悪くなる』（いずれもアチーブメント出版）、『寝るだけで腰痛が消える！仙骨枕つき背骨コンディショニング』（宝島社）などがある。

生涯スポーツトレーナー技術編
背骨コンディショニング　スペシャリスト教本

2018年11月30日　　第1刷発行

著者　　　日野秀彦
発行者　　水嶋章陽
発行所　　学校法人 国際学園
　　　　　〒802-0077　福岡県北九州市小倉北区馬借1丁目1-2
　　　　　☎ 093-531-5331
発売所　　株式会社 星雲社
　　　　　〒112-0005　東京都文京区水道1丁目3-30
　　　　　☎ 03-3868-3275
印刷所　　株式会社 公栄社
ISBN 978-4-434-25408-6
©Hidehiko Hino

法律で認められた場合を除いて、本書からの複写・転載（電子化を含む）は禁じられています。
また、代行業者の第3者による電子データ化および書籍化はいかなる場合も認められません。